PRAXIS

WECHSELJAHRE

PRAXIS

WECHSELJAHRE

DR. ANNE MACGREGOR

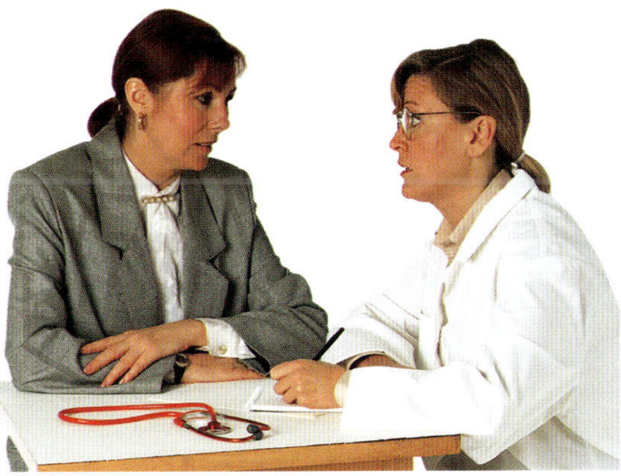

MEDIZINISCHE BETREUUNG
DR. TONY SMITH

Dorling Kindersley Praxis

Hinweis

Dieses Buch soll den Arztbesuch nicht ersetzen, sondern interessierten PatientInnen, die mehr über ihre Erkrankung erfahren wollen, Ergänzungen zum ärztlichen Rat liefern.

Bevor Sie sich irgendeiner Form von Selbstbehandlung unterziehen, **sollten Sie stets Rücksprache mit Ihrem Arzt halten.**

Bedenken Sie vor allem auch, dass in unserer schnelllebigen Zeit medizinische Fortschritte an der Tagesordnung sind und somit einige der in diesem Buch enthaltenen Informationen über Medikamente und Behandlungsformen bald schon überholt sein können.

Bitte beachten Sie:
Der Verlag bedauert, dass er Leseranfragen nicht beantworten kann.

DORLING KINDERSLEY

Lektorat Mary Lindsay
Gestaltung Janice English
Herstellung Heather Hughes

Cheflektorat Martyn Page
Chefbildlektorat Bryn Walls

Produziert für Dorling Kindersley von
Design Revolution, Brighton
Chefredaktion Ian Whitelaw
Gestaltung (verantwortlich) Becky Willis
Redaktion Julie Whitaker

Die Deutsche Bibliothek – CIP-Einheitsaufnahme

Ein Titeldatensatz für diese Publikation ist bei
Der Deutschen Bibliothek erhältlich.

Titel der englischen Originalausgabe:
Family Doctor Guide to the Menopause & HRT

Übersetzung Dr. med. Sibylle Tönjes, Kiel
Redaktion Gerald Bosch, Düsseldorf
dtp Atelier Funk, München

ISBN 3-8310-0180-4

Besuchen Sie uns im Internet
www.dk.com

Inhalt

Wechseljahre – Veränderungen im Körper

Unter den Wechseljahren, im Medizinerjargon gemeinhin als »Menopause« bezeichnet, versteht man die Gesamtheit der hormonellen Veränderungen und daraus resultierenden Symptome, die in den Jahren kurz vor und nach dem letzten Menstruationszyklus auftreten.

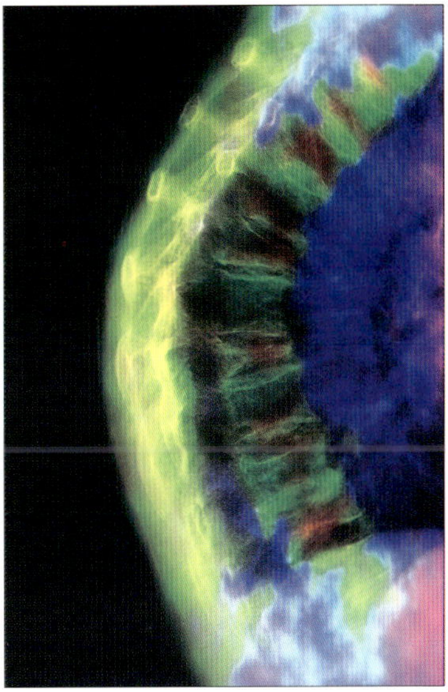

VERKRÜMMTE WIRBELSÄULE *Das farbige Röntgenbild zeigt eine Verkrümmung der Wirbelsäule durch Wirbelkörperbrüche bei Osteoporose. Diese Form der Knochenerweichung tritt durch den wechseljahresbedingten Östrogenmangel häufiger auf.*

Die meisten Frauen passen sich diesen Veränderungen problemlos an, und manche genießen ihre neue »Freiheit« sogar von ganzem Herzen. Anderen fällt die Umstellung nicht so leicht; sie bedürfen u.U. medizinischer Hilfe.

HORMONELLE VERÄNDERUNGEN

Der weibliche Körper unterliegt von der Pubertät bis zur Menopause einem regelmäßigen Hormonzyklus – der Menstruation. Zu Beginn des Zyklus steigt der Östrogenspiegel an, was das Wachstum eines Eies

Weiblicher Fortpflanzungsapparat

Kurz vor Eintreten der Menopause verläuft der gesamte Menstruationszyklus (Eizellenreifung, Eisprung und Bildung der erforderlichen Hormone) zunehmend unzuverlässiger.

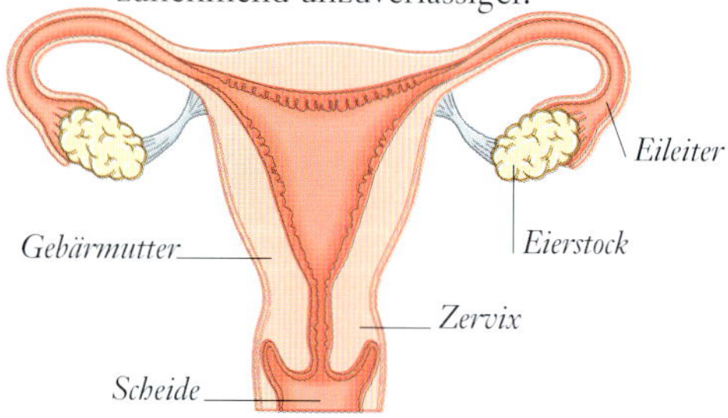

stimuliert, das in der Zyklusmitte von einem der beiden Eierstöcke abgegeben wird. Nach dem Eisprung bewirkt Östrogen gemeinsam mit dem Hormon Progesteron eine Verdickung der Gebärmutterschleimhaut, der Körper bereitet sich auf eine mögliche Schwangerschaft vor. Wenn das Ei nicht befruchtet wird, stirbt es ab; nun kommt es zur Monatsblutung, in deren Verlauf Ei und Uterusschleimhaut abgestoßen werden.

In den Jahren kurz vor der Menopause funktionieren die Eierstöcke nicht mehr so gut, die Monatsblutungen verlaufen unregelmäßiger und stärker. Schließlich stellen die Eierstöcke ihre Arbeit ein, und die Monatsblutungen enden. Parallel dazu verlaufen auch die monatlichen Hormonzyklen nun unregelmäßiger. Insbesondere schwankende Östrogenspiegel bewirken u.a. Hitzewallungen, Nachtschweiß und zahlreiche andere Symptome.

Der Menstruationszyklus

Während der Geschlechtsreife reift allmonatlich ein Ei heran und die Gebärmutterschleimhaut verdickt, damit das befruchtete Ei sich einnisten kann. Unbefruchtete Eizellen verlassen den Körper während der Menstruation.

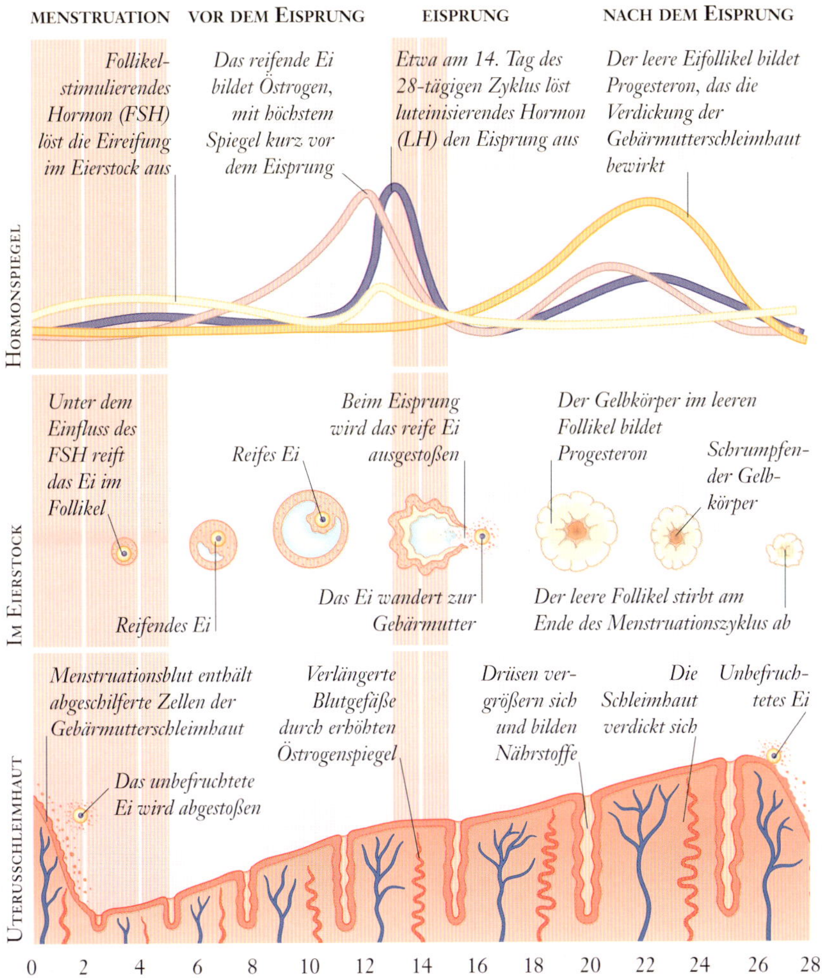

Symptome der Wechseljahre

Während der Wechseljahre treten viele Symptome auf, die überwiegend auf dem veränderten Östrogenspiegel im Körper beruhen. Glücklicherweise leiden nur wenige Frauen unter allen potenziellen Symptomen.

- Ängstlichkeit
- Veränderungen an Haut und Haaren
- Depression
- Trockene Scheide
- Müdigkeit
- Kopfschmerzen
- Hitzewallungen und Nachtschweiß
- Unregelmäßige Blutungen
- Reizbarkeit
- Gelenk- und Muskelschmerzen
- Nachlassende Libido
- Schmerzen beim Geschlechtsverkehr
- Herzrasen
- Konzentrationsschwäche
- Harnwegsprobleme

SYMPTOME DER WECHSELJAHRE

Viele Symptome der Menopause stehen in direktem Zusammenhang mit dem schwankenden Östrogenspiegel.

UNREGELMÄSSIGE BLUTUNGEN

Sobald die Eierstöcke nur noch sporadisch Östrogen und Progesteron bilden, verläuft der Menstruationszyklus anormal. Meist verkürzt er sich von 28 auf 21–25 Tage. Später wird er wieder länger, mitunter fallen Blutungen aus. Auch die Blutung verändert sich, manchmal wird sie stärker und hält über mehrere Tage an, dann wieder kürzer und spärlicher. Bei immer weniger Zyklen kommt es zum Eisprung, die Fruchtbarkeit nimmt ab. Da die Frau aber immer noch schwanger werden kann, sollte sie noch mindestens ein Jahr nach der letzten Blutung verhüten.

HITZEWALLUNGEN UND NACHTSCHWEISS

Hitzewallungen treten meist erstmalig im Alter von 47 oder 48 Jahren auf und halten bei den meisten Frauen für zwei oder drei Jahre an. Bei manchen treten sie früher auf, mitunter schon um das 40. Lebensjahr herum, und dauern fünf bis zehn Jahre an; 25 % aller Frauen leiden noch nach fünf Jahren unter Hitzewallungen.

Erröten und Schwitzen sind die häufigsten Wechseljahrsymptome und treten bei ungefähr 75 % der Frauen auf. Zu Beginn der Wechseljahre treten diese Symptome nur in der Woche vor der Blutung auf, da der Östrogenspiegel dann in der Regel sinkt. Zu guter Letzt schwankt er während des gesamten Zyklus, sodass die Anfälle dann zu jeder Zeit auftreten können.

Manche Frauen fühlen meist aufgrund eines zunehmenden Druckes im Kopf, dass sich eine Hitzewallung anbahnt. Innerhalb weniger Minuten breitet sich die Röte über Kopf, Hals und Schultern bis zum Brustkorb aus, wobei sich die Frau oft unbehaglich und verlegen fühlt.

Das Erröten dauert meist nur wenige Sekunden, kann aber auch bis zu 15 Minuten bestehen bleiben und mehrmals am Tag auftreten.

Manche Frauen leiden dann auch unter Schweißausbrüchen, Herzrasen, Schwächegefühl und Ohnmachtsanfällen. Nachtschweiß kann in dieser Situation besonders belastend sein und den Schlaf stören; manche Frauen schwitzen nachts so stark, dass sie ihre Nachtwäsche oder sogar die Laken wechseln müssen.

UNRUHIGE NÄCHTE
Nachtschweiß, Angstgefühle und Depressionen führen oft zu unruhigem Schlaf.

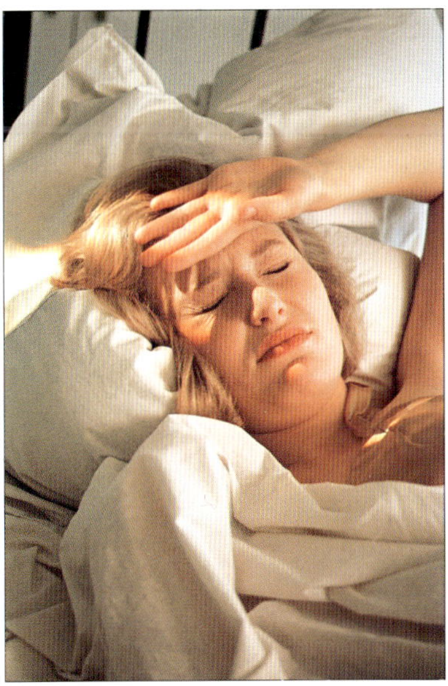

Schlechter Schlaf

Durchschlafstörungen treten häufig bei nächtlichem Schwitzen auf, können aber auch Folge von Angstzuständen und Depressionen sein, die andere Ursachen haben. Wer schlecht einschlafen kann, hat meistens Sorgen – man ist zwar extrem müde, der Verstand beschäftigt sich jedoch weiterhin mit Zukunftsängsten oder den Ereignissen des Tages. Frühes Aufwachen am Morgen kann auf eine Depression hinweisen – man schläft zwar relativ problemlos ein, wacht aber nachts um zwei oder drei Uhr wieder auf und kann nicht mehr einschlafen. Derartige Angstzustände und Depressionen können sich während der Menopause verschlimmern, lassen sich u. U. aber auch medikamentös behandeln.

Emotionale Probleme

Schlechter Schlaf hat oft viele Auswirkungen, u. a. Tagesmüdigkeit, Lethargie, Konzentrationsschwierigkeiten und Depression. Mitunter kann der Zustand so Besorgnis erregend werden, dass er sich nachteilig auf die Bewältigung der Alltagsprobleme auswirkt. Wer diese Depressionen und Hitzewallungen erfolgreich bekämpft, wird auch wieder ordentlich schlafen können und das innere Gleichgewicht wiederfinden.

Kopfschmerzen

Schwankende Hormonspiegel verstärken bei anfälligen Frauen Migräne und andere Kopfschmerzen. Viele Frauen stellen einen Zusammenhang zwischen ihren Kopfschmerzen und den Monatszyklen fest, insbesondere in den fünf bis zehn Jahren vor der Menopause. Prämenstruelle Beschwerden sind dann besonders auffällig, und Migräne wie auch andere Kopfschmerzen fallen in der

Woche vor der Blutung oft stärker aus. Sobald der Hormonspiegel wieder konstant ist, ebben auch die Kopfschmerzen ab, im Einzel- oder Bedarfsfall kann man sich auch vom Hausarzt entsprechend behandeln lassen.

SEXUELLE VERÄNDERUNGEN

Östrogen hält Scheide und Geschlechtsorgane feucht, weshalb sie bei sinkendem Östrogenspiegel oft trocken werden. Der Geschlechtsverkehr wird schmerzhaft, und auch Harnwegsinfektionen können öfter auftreten. Da während des Geschlechtsverkehrs mehr Scheidenflüssigkeit produziert wird, wirkt regelmäßiger Sex hier prophylaktisch.

HARNWEGSBSCHWERDEN

Anhaltender Harndrang, auch unmittelbar nach dem Gang zur Toilette, verbunden mit Brennen und Schmerzen, weist oft auf eine Blasenentzündung hin. Nach der Menopause können sich diese Beschwerden verschlimmern; hier hilft dann u. U. nur noch eine Behandlung mit Antibiotika, die Ihnen Ihr Hausarzt verschreibt.

Stressinkontinenz, die durch eine Schwäche des Blasenschließmuskels (oft als Folge von Geburten) entsteht, wird durch einen abfallenden Östrogenspiegel verstärkt. Husten und Laufen, aber auch Geschlechtsverkehr, bewirken zum Teil ähnliche Symptome (Harnträufeln).

HAUTVERÄNDERUNGEN
Nach der Menopause wird die Haut trockener und faltiger.

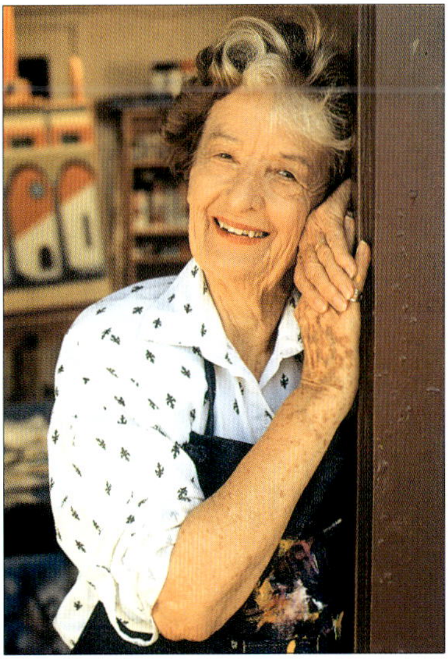

NICHTHORMONELLE URSACHEN

Depression und sexuelle Probleme, die zum Zeitpunkt der Menopause auftreten, sind nicht allein Folge eines sinkenden Östrogenspiegels. Die Wechseljahre sind ein Zeitpunkt im Leben der Frau, der oft aus vielen Gründen schwierig ist – die Kinder verlassen das Haus, der Ruhestand beginnt, Eheprobleme treten auf, die eigenen Eltern erkranken oder sterben. Derartige Ereignisse fordern ihren Tribut, aber meist bekommt man die Probleme in den Griff. Falls Sie fürchten, dass Ihnen die Dinge aus der Hand gleiten, sollten Sie den Partner, Freunde oder Fachleute um Hilfe bitten.

GEWICHTSZUNAHME

Abnehmende körperliche Aktivität – oft infolge von Gelenkbeschwerden oder geänderten Lebensumständen – bewirkt in Kombination mit einer altersbedingt sinkenden Stoffwechselrate eine Gewichtszunahme. Hormonelle Veränderungen tragen ebenfalls hierzu bei, da Östrogen für die typisch weiblichen »Rundungen« verantwortlich ist, und Sie nehmen nun vor allem am Bauch zu.

DIE DIAGNOSE

Dass sich eine Frau in den Wechseljahren befindet, kann man meist zweifelsfrei an den hier beschriebenen Symptomen erkennen, insbesondere bei Frauen um die 50. Sollten dennoch Zweifel bestehen bleiben, können diese durch eine einfache Untersuchung des Hormonspiegels im Blut aus dem Weg geräumt werden.

Diese Messungen müssen u. U. wiederholt werden (vor allem bei jungen Frauen), da Schwankungen im Hormonspiegel normal sind, aber zu widersprüchlichen Ergebnissen führen können.

Postmenopausale Risiken

Die Wechseljahre haben in den letzten Jahren vor allem in der westlichen Welt an Bedeutung gewonnen, da viele Frauen heute über 80 Jahre alt werden können und sich daher dann fast ein Drittel ihres Lebens in der Postmenopause befinden.

Untersuchungen haben gezeigt, dass Östrogene die Knochen kräftigen, aber auch vor Herzinfarkt und Schlaganfall schützen. Wenn dieser schützende Effekt nach der Menopause entfällt, steigt das Risiko für Knochenbrüche, Herzinfarkt und Schlaganfall. Diese Krankheitsbilder führen zwar nicht zwangsweise zum Tod, können die Lebensqualität jedoch erheblich senken.

Wichtiges auf einen Blick

- Die Symptome der Wechseljahre sind vielfältig und können leicht oder schwer sein.
- Auffällige Symptome sind unregelmäßige Blutungen, Hitzewallungen und Nachtschweiß.
- Andere Symptome sind Stimmungsschwankungen, Schlafstörungen und Depression.
- Wechseljahre kann man meist auf Grund der eindeutigen Symptome erkennen, im Zweifelsfall schaffen Bluthormonspiegeluntersuchungen Klarheit.
- Ein Großteil der Symptome klingt einige Jahre nach der letzten Menstruation ab.
- Mit zunehmender Lebenserwartung der Frauen treten Langzeiteffekte eines Östrogenmangels deutlicher hervor: Risiken für Knochenbrüche, Schlaganfall und Herzinfarkt nehmen nach der Menopause mit jedem Jahr zu.

Selbsthilfe

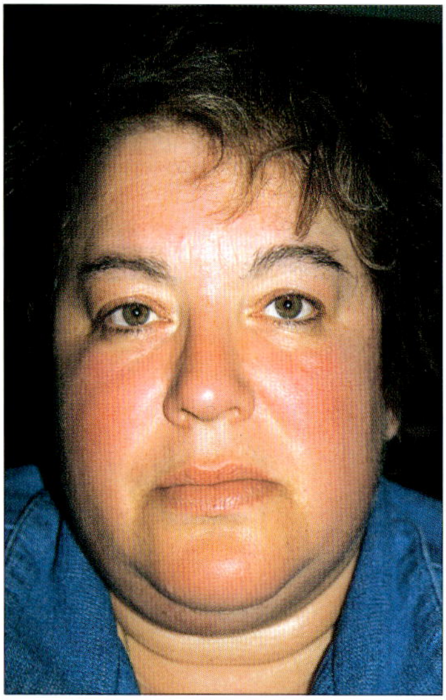

Die körperlichen und emotionalen Probleme, die in den Wechseljahren auftreten, sind von Frau zu Frau verschieden. Manche leiden nur unter geringfügigen Beschwerden, während die Symptome für andere geradezu lähmend sind. Oft helfen bereits einige einfache Maßnahmen, sodass Sie keinen Arzt aufsuchen müssen.

BEHANDLUNG IHRER SYMPTOME

Probieren Sie einige der folgenden Selbsthilfemethoden aus, ehe Sie zum Arzt gehen.

HILFE BEI HITZEWALLUNG
Sehr viele Frauen leiden in den Wechseljahren unter Hitzewallungen. Einfache Vorbeugemaßnahmen bestehen darin, auf bestimmte Speisen und Getränke zu verzichten und nur Kleidung aus Naturfasern zu tragen.

HITZEWALLUNGEN

Hitzewallungen können von heißen oder scharf gewürzten Speisen und Getränken, durch Kaffee oder Alkohol ausgelöst werden. Empfindliche Personen sollten diese Reize vor allem abends meiden. Beklemmung und Stress sind zusätzliche, jedoch schwerer vermeidbare Faktoren.

Tragen Sie luftdurchlässige Kleidung aus Naturfasern und lieber mehrere Lagen dünner Kleidung als nur einen dicken Pullover. Schlafen Sie am besten in Baumwollbettwäsche in einem kühlen, gut gelüfteten Raum.

Entspannungstechniken können ebenfalls zur Regulierung der Körpertemperatur dienen und somit auch dazu beitragen, Hitzewallungen in den Griff zu bekommen.

Schlafstörungen

Ähnliche Hinweise gelten für den Schlaf. Meiden Sie abends anregende Speisen und Getränke, insbesondere Alkohol – versuchen Sie es stattdessen mit warmer Milch. Nehmen Sie ein warmes Bad und lesen Sie ein Buch oder sehen Sie fern, bis Sie müde werden – aber keine Krimis! Das Schlafzimmer sollte kühl und ausreichend belüftet sein. Stehen Sie auf, trinken Sie etwas oder lesen Sie eine Weile, wenn Sie nachts aufwachen und nicht mehr schlafen können. Sollten Sie sich tagsüber müde fühlen, machen Sie ein kurzes Nickerchen – ein längerer Mittagsschlaf erhöht das Risiko, nachts nicht einzuschlafen.

Unregelmässige Blutungen

Starke oder unregelmäßige Blutungen lassen sich nur schwer ohne Medikamente beherrschen. Eine ausgewogene Ernährung, ergänzt durch Vitamine, insbesondere B_6, sowie die Einnahme von Eisen- und Magnesiumpräparaten können hier förderlich sein. Wenn Sie permanent zu starke Blutungen haben, sollten Sie zum Arzt gehen, da Krankheiten wie z.B. Myome oder Schilddrüsenleiden ähnliche Symptome hervorrufen.

Emotionale Symptome

Jeder hat sich wohl im Laufe seines Lebens schon einmal niedergeschlagen gefühlt, wobei man diese Gefühle aber meist in den Griff bekommen hat, bis sie schließlich wieder verschwinden. Hormonelle Veränderungen erschweren u.U. die Bewältigung solcher Probleme. Wer abschalten oder sich entspannen kann, sich gesund ernährt und regelmäßig bewegt, wird merken, dass die Stimmung steigt. Wenn diese einfachen Maßnahmen erfolglos bleiben, sollte man den Arzt aufsuchen.

Kopfschmerzen

Abgesehen von Migräne, haben viele Kopfschmerzen andere Ursachen, z. B. ausgefallene Mahlzeiten, Schlafmangel und Muskelschmerzen, die erkannt und behandelt werden sollten. Migränebeschwerden werden oft durch ähnliche Reize ausgelöst; mitunter hilft es, diese »Auslöser« zu meiden, damit Migräneattacken seltener werden.

Schmerzmittel und eine adäquate Therapie helfen, Migränesymptome zu kurieren. Folgen Sie den Anweisungen und nehmen Sie die Medikamente nur ein bis zwei Tage pro Woche ein. Spezielle Migränemittel sind auf Rezept erhältlich.

Gelenk- und Muskelschmerzen

Salben bzw. Wärmekissen können gewisse Linderung verschaffen, bei schweren Symptomen sind u. U. jedoch Schmerzmittel erforderlich. Machen Sie schonende Übungen, die den Körper entlasten (z. B. Rad fahren, Schwimmen). Eine Gewichtsreduktion, aber auch die Einnahme von Lebertran können gegen Arthritis helfen.

Veränderungen beim Geschlechtsverkehr

Frei verkäufliche Gleitmittel auf Wasserbasis ermöglichen einen schmerzfreien Geschlechtsverkehr. Verwenden Sie keine fetthaltige Vaseline, da diese die Scheidenschleimhaut luftdicht abschließt und das Infektionsrisiko erhöht.

Bei Anfälligkeit gegen Pilzinfektionen sollten Sie nur Unterwäsche aus Naturfasern tragen und keine Schaumbäder und Seifen verwenden. »Intim-Deos« sind überflüssig und können weitere Reizungen bewirken. Manche Hausmittel schaffen zwar Linderung, spezielle Präparate kann Ihnen aber nur der Arzt verschreiben. Bei erneutem Pilzbefall muss auch Ihr Partner behandelt werden.

Eine Abnahme des Sexualtriebs (Libido) kann auf hormonellen Veränderungen beruhen, insbesondere wenn Geschlechtsverkehr infolge einer trockenen Scheide schmerzhaft ist. Weitere Ursachen können aber auch Depression oder eine andere Krankheit sein.

HARNWEGSBESCHWERDEN

Inkontinenz ist schwer zu behandeln. Der Blasenschließmuskel wird kräftiger, wenn er beim Urinieren kontrahiert wird, bis der Harnstrahl abbricht. Kleine Plastikkegel sind weitere Hilfsmittel für das Muskeltraining: Führen Sie diese in die Scheide ein und kontrahieren Sie die Scheidenmuskeln, so dass die Kegel

Training der Blasenmuskulatur

Bei Beckenbodenübungen werden gezielt solche Muskeln kontrahiert, die Gebärmutter, Enddarm und Harnblase stützen, um sie dadurch zu kräftigen. Dies verbessert die Kontrolle über die Harnblase und vermindert u. U. eine Inkontinenz.

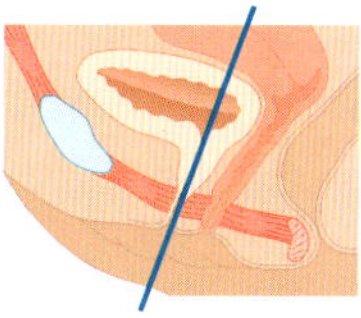

QUERSCHNITT

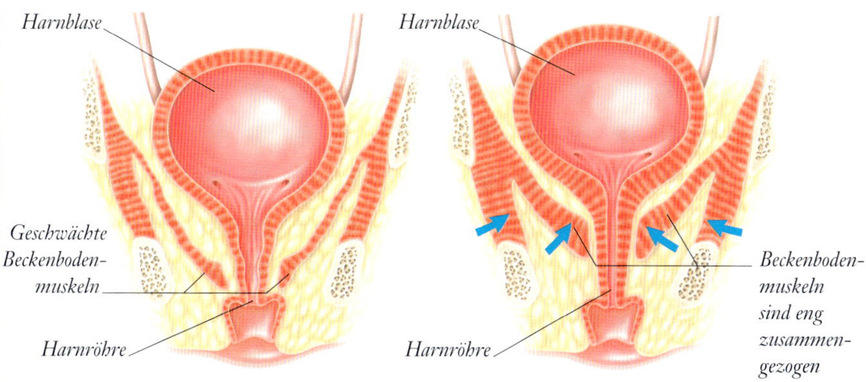

ENTSPANNTE MUSKULATUR

KONTRAHIERTE MUSKULATUR

Vaginalmuskeltraining

Durch Einführen eines Plastikkegels in die Scheide und rhythmische Kontraktion der Beckenbodenmuskeln werden diese kräftiger und können die Blase besser kontrollieren.

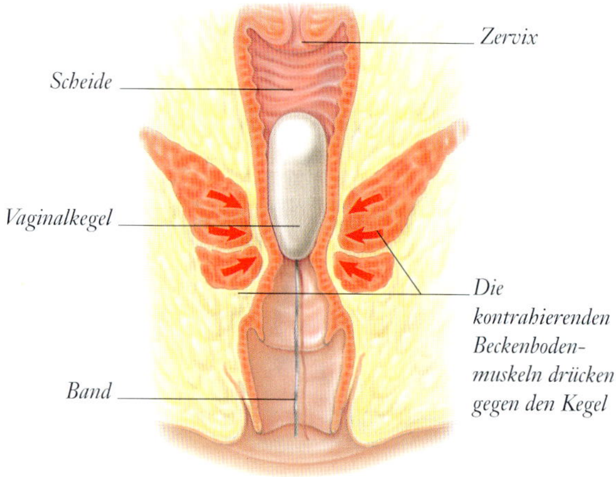

nicht herausfallen. Eine Blasenentzündung lässt sich mit Mitteln aus der Apotheke kurieren. Trinken Sie viel, aber keinen Kaffee oder Alkohol, da diese die Blasentätigkeit anregen. Bei anhaltenden Beschwerden (länger als ein Tag) sollten Sie zum Arzt gehen, der Ihnen wahrscheinlich Antibiotika verschreiben wird.

HAUT UND HAARE

Bleiben Sie bei einem einfachen pflegeleichten Haarschnitt, und schützen Sie Ihre Haut mit Feuchtigkeitscreme vor dem Austrocknen. Bei Sonnenbädern sind Sonnencremes mit hohem Lichtschutzfaktor und eine Kopfbedeckung ratsam. Für Frauen, die gerne schwimmen, empfiehlt sich eine Badekappe; ferner sollten sie sich anschließend eincremen, da Chlor die Haut austrocknet.

Gewichtszunahme

Forschungsergebnisse zeigen, dass Gewichtszunahme nach den Wechseljahren eine Reaktion des Körpers ist, um mehr Östrogene zu bilden. Nach der Menopause wird ein Großteil dieses Hormons im Fettgewebe gebildet, weshalb fettleibigere Frauen mehr Östrogen produzieren. Das mag vielleicht auch erklären, warum dickere Frauen meist stärkere Knochen haben als dünne. Offenbar muss man hier Vor- und Nachteile abwägen, da Fettsucht oft zu Herzerkrankungen führt. Als Faustregel gilt, dass bei ausgewogener Ernährung und allgemeiner Fitness das Gewicht im natürlichen Rahmen bleiben wird.

Gesundheit auf lange Sicht

Verschiedene Möglichkeiten, die Lebensgewohnheiten zu ändern, senken das Risiko für Herzinfarkt und Osteoporose bei Frauen nach den Wechseljahren; speziell für Herzkrankheiten gilt, dass die Risiken geringer werden, wenn man abnimmt, aufhört zu rauchen, die Ernährung umstellt und sich mehr bewegt. Zur Verhinderung von Osteoporose tragen Faktoren wie ausreichende Bewegung und gesunde, kalziumreiche Ernährung bei.

Generell ist es angebracht, schon sehr früh – in der Kindheit – mit einer effektiven Osteoporoseprophylaxe zu beginnen. Kindern sollte man beizeiten beibringen, Sport zu treiben, sich gesund zu ernähren und nicht zu rauchen.

Die höchste Knochenmasse haben Erwachsene zwischen 25 und 40 Jahren. Männer erreichen einen Spitzenwert, der 25–30% über dem der Frauen liegt, weshalb das Risiko für Osteoporose bei Frauen größer ist. Unmittelbar nach diesem »Peak« wird die Knochenmasse langsam abgebaut; dieser Prozess findet bei Frauen eher als bei Männern statt und wird durch die Wechseljahre beschleunigt.

Sport

Regelmäßige körperliche Bewegung senkt das Risiko für Herzinfarkt und beugt (infolge der Kräftigung der Knochen) Brüchen vor.

Es ist nie zu spät, mit dem Training zu beginnen – eine Studie zeigte, dass ein 80-jähriger denselben Prozentsatz an Muskulatur aufbauen kann wie ein 25-jähriger. Zudem ist es besser, erst im Alter mit dem Training zu beginnen, als umgekehrt in jungen Jahren viel Sport getrieben, dies aber dann eingestellt zu haben. Nicht nur Herz und Skelett profitieren von regelmäßigem Training, sondern auch Muskelkraft und -tonus, was auch das Sturzrisiko mindert. Bedenken Sie,

Östrogenspiegel vor und nach der Menopause

Bis zur Menopause bildet der weibliche Körper in einem 28-Tage-Zyklus unterschiedliche Mengen Östrogen. Nach den Wechseljahren sinkt der Östrogenspiegel ab, wodurch die Risiken für Knochenbrüche, Schlaganfall und Herzinfarkt steigen.

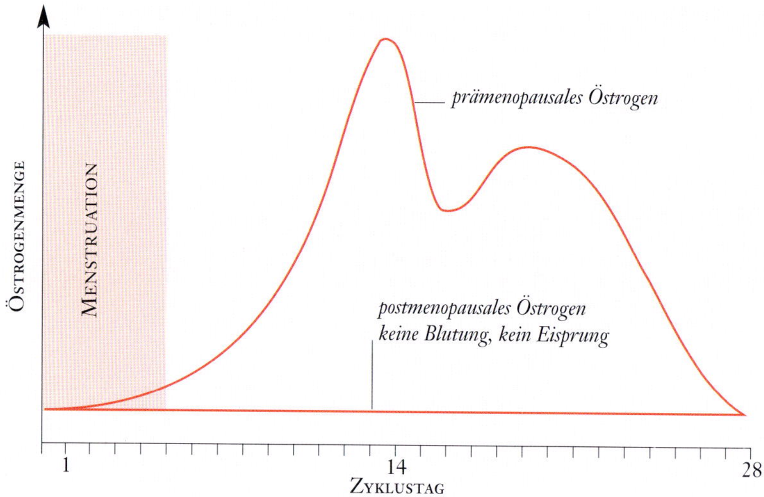

dass Beruhigungs-, Schlafmittel oder Alkohol das Wahrnehmungsvermögen stören und die Sturzgefahr erhöhen.

Das ideale Pensum wäre ein flottes, 20- bis 30-minütiges Training drei Mal pro Woche, was vielen Frauen zunächst unerreichbar scheint. Am einfachsten und bequemsten ist Gehen, da es gegen die Schwerkraft arbeitet und die Knochen vorteilhaft belastet. Fangen Sie behutsam an und steigern Sie die Strecke. Dehnungsübungen vergrößern die Muskelelastizität, ohne die Knochen zu belasten.

Schwimmen ist bei Gelenkbeschwerden vorteilhaft, da es die Gelenke schont.

Altersabhängige Veränderungen der Knochenmasse

Die Knochenmasse ist im Alter von 25 bis 40 Jahren am höchsten und nimmt dann ab. Bei Frauen findet dieser Abbau während der Wechseljahre noch rascher statt; er kann aber durch Östrogengabe gebremst werden.

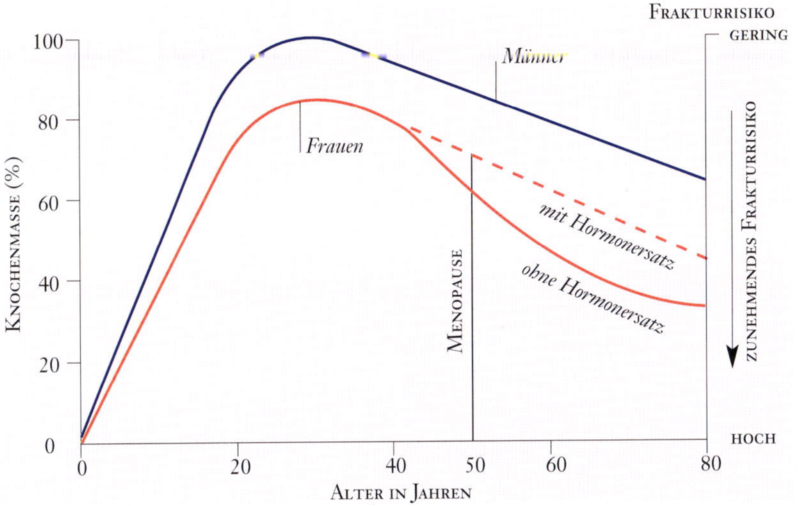

KÖRPERLICHE BEWEGUNG IM ALLTAG

Zeitmangel ist wohl der häufigste Grund, warum die Menschen sich nicht regelmäßig bewegen. Versuchen Sie daher, Sport in Ihren Alltag zu integrieren. Erledigen Sie Ihre Einkäufe zu Fuß, oder steigen Sie von Bus oder Auto auf das Fahrrad um. Bei größeren Entfernungen können Sie eine Station eher aus dem Bus aussteigen oder den Wagen 500 Meter vom Fahrtziel parken. Am besten wäre natürlich ein motivierender Trainingspartner.

Wenn Sie lieber richtigen Sport treiben wollen, sollten Sie dies tun, aber anfangs nicht übertreiben. Oft ermüdet man dann rascher und gibt sein Vorhaben leichter auf. Langsames Aufwärmen und ein Cool-down sind wichtig, um Muskelzerrungen zu vermeiden. Bei Entzündungen sollten Sie nie exzessiv trainieren. Halten Sie sich bitte immer vor Augen, dass Sie nicht nur ein paar Wochen oder Monate, sondern für den Rest Ihres Lebens Sport treiben wollen.

ERNÄHRUNGSTIPPS

Während der Wechseljahre ist eine gute Ernährung, die aus Nahrungsmitteln aus kontrolliertem Anbau (»Bio-Kost«) besteht, besonders wichtig. Achten Sie darauf, stets genügend Vitamine und Mineralien zu sich nehmen.

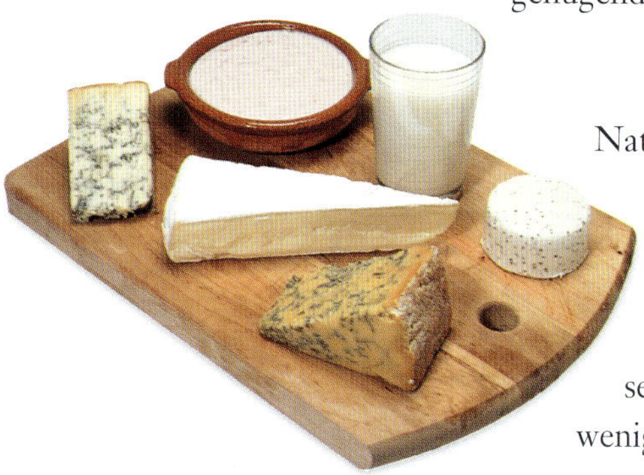

REICHLICH KALZIUM
Molkereiprodukte wie Käse, Milch und Joghurt enthalten viel Kalzium, das für gesunde Knochen einfach unerlässlich ist.

NATÜRLICHE ÖSTROGENE

Natürliche Östrogene aus pflanzlichen Nahrungsmitteln (z.B. Sojabohnen, Hülsenfrüchte) wirken vorbeugend gegen Osteoporose, Herzinfarkt und Brustkrebs. Hierfür spricht auch, dass in Japan, wo sehr viele Sojaprodukte verzehrt werden, nur wenige Menschen an diesen Leiden erkranken.

Kalzium in Lebensmitteln

MOLKEREI-PRODUKT	KALZIUMGEHALT (MG)	ANDERE LEBENSMITTEL	KALZIUMGEHALT (MG)
190 ml Magermilch	236	60 g Ölsardinen (ohne Öl)	220
190 ml teilentrahmte Milch	231	120 g Frühgemüse	98
190 ml Vorzugsmilch	225	60 g Müsli	67
140 g Joghurt	240	120 g Kidney-Bohnen	50
30 g Edamer Käse	216	1 Apfelsine	47
30 g Cheddarkäse	207	1 Scheibe Toastbrot	28
30 g Hüttenkäse	82	1 Scheibe Mischbrot	7

KALZIUM

Eine gesunde, kalziumreiche Ernährung ist für eine gute Gesundheit unerlässlich, da Kalzium die Knochen stärkt. Während der Wachstumsphase nimmt der relative Kalziumbedarf zu, weshalb Teenager und Schwangere größere Mengen benötigen. Molkereiprodukte wie Milch, Käse und Joghurt enthalten viel Kalzium, das leicht vom Körper aufgenommen wird. Leider hat sich in modernen Diäten der Trend durchgesetzt, wenig Molkereiprodukte zu verzehren, da diese sehr viel Fett enthalten. Sie können aber alternativ zu solchen Molkereiprodukten greifen, deren Fettgehalt reduziert ist. (Magermilch enthält sogar etwas mehr Kalzium als Vollmilch.)

Ölsardinen enthalten auf Grund ihrer Gräten, die während der Verarbeitung weich werden, ebenfalls große Mengen an Kalzium.

VITAMIN D

In den letzten Jahren wird immer weniger Vitamin D mit der Nahrung aufgenommen, was u.U. mit der Zunahme von Knochenbrüchen in Verbindung steht, da dieses Vitamin essenziell für die Kalziumaufnahme ist. Fetthaltige Fische wie Heilbutt oder Makrele enthalten viel Vitamin D; Untersuchungen belegen, dass das Risiko für Knochenbrüche bei Menschen, die zwei Mal wöchentlich fetten Fisch essen, 20 Mal geringer ist.

KALZIUMTABLETTEN

Zusätzliche Kalziumaufnahme ist eine nützliche Ernährungsergänzung, insbesondere in der Kindheit, wenn die Knochen wachsen. Hingegen ist nur unzureichend belegt, ob Kalziumtabletten im fortgeschrittenen Alter das Risiko eines Knochenbruchs reduzieren. Viele Frauen, die Kalziumtabletten einnehmen, beugen auch auf andere Weise aktiv einer Osteoporose vor; die Wirkung von Kalzium allein ist daher unklar.

Vitamin D ist ebenfalls als Nahrungssubstitution erhältlich. Auch hier gilt: Viel hilft nicht viel – von einer höheren Tagesdosis als 2000 mg Kalzium oder 500 Internationale Einheiten (IE) Vitamin D wird abgeraten, da diese Mengen das Risiko für Nierensteine erhöhen. Wer wenig trinkt oder bettlägerig ist, ist besonders gefährdet. Im Zweifelsfall sprechen Sie mit Ihrem Arzt.

Sind Sie normalgewichtig?

Um Ihr Normalgewicht herauszufinden, suchen Sie auf der X-Achse zunächst Ihre Größe. Gehen Sie dann mit dem Finger senkrecht nach oben und lesen Sie auf der Y-Achse Ihr Gewicht ab. Dann sehen Sie, in welche Kategorie Sie fallen.

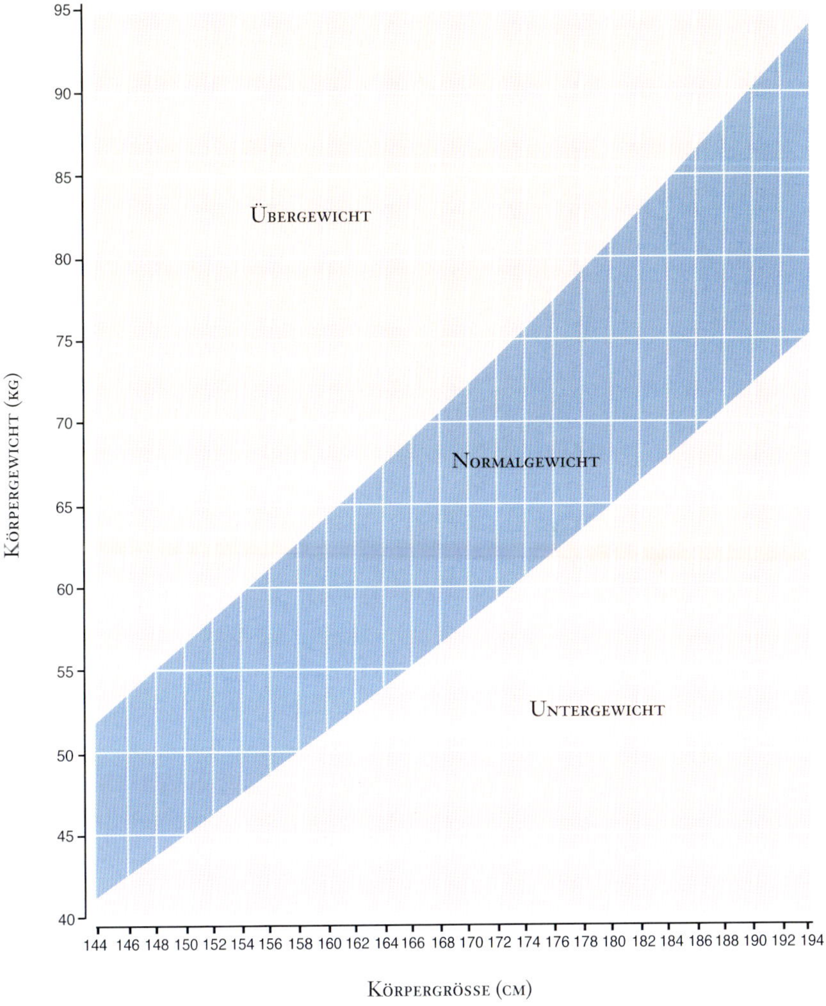

WENIGER ALKOHOL

Sie sollten Ihren Alkoholkonsum reduzieren, da starkes Trinken nicht nur den allgemeinen Gesundheitszustand beeinträchtigt, sondern auch das Risiko für Osteoporose und Herzinfarkt erhöht. Die Dichte der Hüftknochen von Frauen Ende 40, die täglich mehr als zwei alkoholische Getränke konsumieren, ist um 12 % reduziert. Derzeit sind als Grenzwerte wöchentlich sieben alkoholische Einheiten für Frauen und 14 für Männer gültig. Halten Sie sich an diese Empfehlung. Eine Einheit entspricht etwa einem Glas Wein (200 ml), einem Glas »harter« Alkoholika (20 ml) oder einem Glas Bier (250 ml).

GEWICHTSABNAHME

Interessanterweise gibt es Hinweise darauf, dass Altersspeck eine Art natürlichen Knochenschutz darstellt. Studien ergaben, dass eine Gruppe von Frauen, die sechs Monate streng gefastet hatte, nicht nur Fett verlor, sondern auch dünnere Knochen bekam. Die Knochendichte normalisierte sich, sobald sie ihr zuvor verlorenes Gewicht wieder erreicht hatten. Wahrscheinlich wurden hier Hormone aus den Nebennieren und den postmenopausalen Eierstöcken in den Fettzellen in Östrogene umgewandelt.

Der Body-Mass-Index (BMI) hilft Ihnen bei der Ermittlung Ihres Normalgewichts. Hierzu müssen Sie Ihr Gewicht in Kilogramm und Ihre Körpergröße in Metern kennen. Ein BMI zwischen 20 und 25 wird

ZUM ARZT GEHEN

- Bei ungewöhnlichen Blutungen, z. B. Veränderungen im Menstruationsablauf, Blutungen mehr als sechs Monate nach der letzten Blutung oder nach dem Geschlechtsverkehr.
- Vor einem Zervixabstrich.
- Bei Bildung von Knoten in der Brust oder Veränderungen an bereits bestehenden Knoten.
- Bei Absonderungen aus den Brustwarzen.
- Bei Einziehungen an der Haut über den Brüsten.
- Vor einer Mammographie.

empfohlen, um Osteoporose und Herzinfarkt vorzubeugen. Zur Berechnung des BMI müssen Sie Ihr Körpergewicht durch das Quadrat Ihrer Körpergröße teilen. Ein Beispiel: Für eine 70 kg schwere, 1,68 m große Frau ergibt das 70 : ($1{,}68^2$ = 2,82), also 70 : 2,82 = 24,8. Demnach läge der BMI dieser Frau bei ungefähr 25.

SELBSTUNTERSUCHUNG

Die Selbstuntersuchung der Brüste ist sehr wichtig. Da der Busen jeder Frau anders ist, können Sie selbst am ehesten Veränderungen feststellen. In vielen Info-Broschüren finden Sie Tipps zur Untersuchung der Brüste, die Sie am besten allmonatlich nach der Regelblutung durchführen sollten. Gehen Sie zum Arzt, falls Sie etwas Außergewöhnliches feststellen.

Frauen, die älter als 50 Jahre sind, sollten regelmäßig eine Mammographie (Röntgenuntersuchung der Brust) vornehmen lassen. Infolge dieser Maßnahme ging die Sterblichkeitsrate an Brustkrebs nachweislich zurück. Die Eigenuntersuchung sollten Sie unbedingt fortsetzen, da sich Brustkrebs jederzeit entwickeln kann.

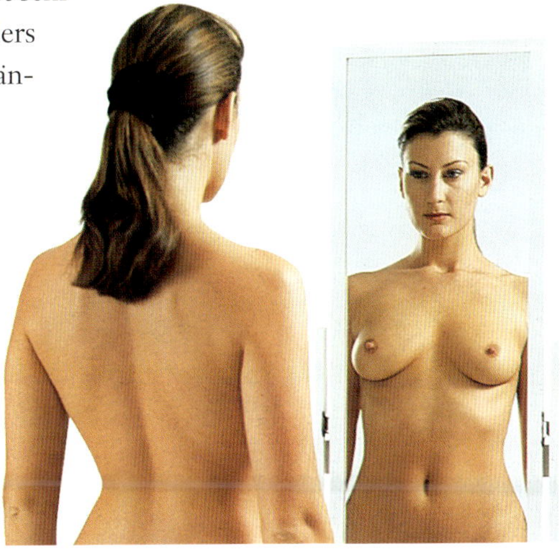

SELBSTUNTERSUCHUNG
Wenn Sie Ihren Busen regelmäßig im Spiegel betrachten, werden Ihnen Veränderungen in Form oder Hautbeschaffenheit sofort auffallen.

NICHT MEHR RAUCHEN

Rauchen erhöht das Risiko für Herzinfarkt, Knochenbrüche und Krebs. Bei rauchenden Frauen findet die Menopause ein oder zwei Jahre früher als bei Nichtraucherinnen statt.

Alternative Behandlungsmethoden

Viele Frauen befürchten schädliche Nebenwirkungen bei Medikamenten der »Schulmedizin« und versuchen daher, mit Hilfe von alternativen Methoden, ihre Beschwerden zu kurieren. Akupunktur, Aromatherapie, Naturheilkunde, Homöopathie, Osteopathie, Physiotherapie und andere »alternative« Verfahren sind zwar durchaus hilfreich; viele dieser Methoden sind aber nur unzureichend erforscht, z.B. bezüglich ihrer Nebenwirkungen. Man sollte sich bemühen, einen qualifizierten Therapeuten ausfindig zu machen. Informieren Sie sich auch bei den jeweiligen Berufsverbänden.

Wichtiges auf einen Blick

- Versuchen Sie zunächst, die Wechseljahrsbeschwerden mit einfachen Mitteln zu behandeln.
- Sprechen Sie mit Ihrem Arzt über denkbare Behandlungsweisen, z.B. Hormonersatztherapie oder Alternativverfahren.
- Generell sollte man sich das Rauchen abgewöhnen, sich gesund ernähren, sein Normalgewicht halten, regelmäßig Sport treiben, häufig den Busen untersuchen und regelmäßig den Blutdruck kontrollieren lassen.

Hormonersatztherapie

Bei der Hormonersatztherapie werden Hormone ersetzt, die nach der Menopause im Körper einer Frau nicht mehr gebildet werden. Mitunter wird die Therapie als »Lebenselixier« angepriesen, das den Alterungsprozess aufhält und Frauen ewig jung hält. Diese Therapie ist zwar nicht der Schlüssel zur ewigen Jugend, führt aber dazu, dass viele Frauen sich jünger fühlen.

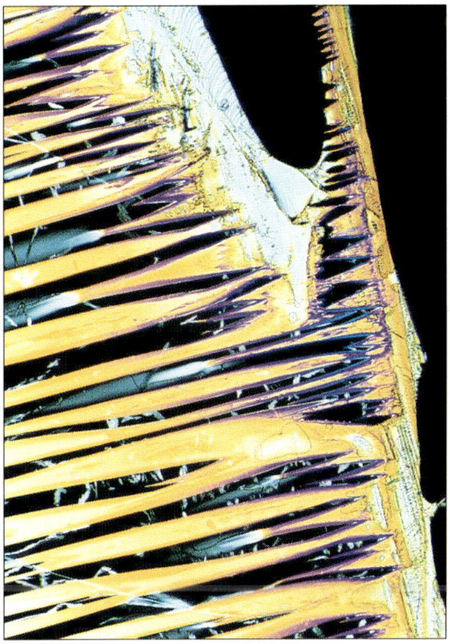

ÖSTROGENHORMON
Auf diesem Bild sind Kristalle des Hormons Östrogen zu sehen. Nach den Wechseljahren sinken die Östrogenspiegel bei Frauen, eine Hormonersatztherapie kann die Probleme, die mit dem resultierenden Hormonmangel einhergehen, jedoch lindern.

Wer nicht mehr unter Hitzewallungen und schlaflosen Nächten leiden muss, tankt wieder Energie. Dies wiederum hat zur Folge, dass man regelmäßiger Sport treiben kann und sich auch gesünder ernährt – zwei Faktoren, die ihrerseits eine Verbesserung des allgemeinen Wohlseins bewirken.

In den Augen mancher Mediziner ist die Menopause ein natürliches Ereignis, dessen Verlauf man nicht unbedingt durch die Gabe von Medikamenten stören sollte. Als Argument für diese These berufen sie sich darauf, dass nicht jede Frau in den Wechseljahren einen schwer wiegenden Östrogenmangel entwickelt. Die Nebennieren stellen beispielsweise geringe Mengen her, und zudem wird Östrogen im Fettgewebe gebildet. Das reicht zwar nicht aus, um die Fruchtbarkeit wiederherzustellen, schützt den Körper u. U. jedoch vor gravierenden Beschwerden in den Wechseljahren.

Die Angst vor Krebs, insbesondere Brustkrebs, wird ebenfalls als Gegenargument genannt, obwohl laut Studien ein nur minimales Krebsrisiko besteht, wenn die Hormonersatztherapie nicht länger als zehn Jahre durchgeführt wird.

Viele Frauen nehmen diese Risiken bewusst in Kauf, nachdem sie die Vorteile einer Hormonersatztherapie erkannt haben. Allerdings können sich manche nur schwer wieder an die monatliche Blutung oder die regelmäßige Einnahme einer Pille gewöhnen.

ÖSTROGENERSATZ

Die Behandlung der Menopause ist kein neuer Gedanke; schon die alten Ägypter suchten nach Möglichkeiten, um die Beschwerden zu lindern. Aus fast allen Epochen kennt

Vor- und Nachteile der Hormonersatztherapie

Trotz zahlreicher Vorteile der Östrogenersatztherapie müssen diese gegen mögliche Nebenwirkungen abgewogen werden. Einige Frauen entscheiden sich für ein alternatives Verfahren.

VORTEILE	NACHTEILE
• Lindert Wechseljahresbeschwerden • Schützt vor Knochenbrüchen • Schützt vor Herzinfarkt	• Kann zu Krebs in der Gebärmutterschleimhaut führen, sofern kein Progesteron verabreicht wird. • Ein erhöhtes Risiko für Brustkrebs ist nicht völlig ausgeschlossen. • Das Wiedereintreten der »Monatsblutung« wird mitunter als lästig empfunden.

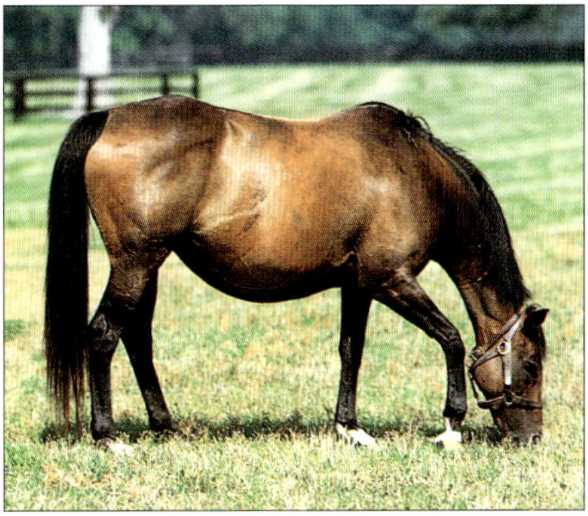

Östrogen aus Pferden
Der Urin trächtiger Stuten enthält große Mengen natürlicher Östrogene; allerdings werden heute viele Östrogene auch aus Pflanzen gewonnen.

man Berichte über Behandlungsverfahren, die manchmal allerdings gefährlicher klingen als die eigentlichen Beschwerden. Mit der Entdeckung des Östrogens kam zu Beginn des 20. Jahrhunderts der Durchbruch, als die Forscher auch den Zusammenhang zwischen Östrogenmangel und Wechseljahresbeschwerden erkannten. Erste Versuche einer Hormonersatztherapie schlugen fehl, da natürliche Östrogene bei oraler Aufnahme nur schlecht resorbiert werden. Synthetische Hormone in Tablettenform waren erst mit der Entdeckung natürlicher Östrogene im Harn trächtiger Stuten möglich, die jene Östrogenen gleichen, die in den Eierstöcken einer Frau gebildet werden. Heute ist die Forschung schon so weit fortgeschritten, dass viele Östrogene aus Pflanzen gewonnen werden können.

Seit dem Zweiten Weltkrieg wurden diese Östrogene Frauen verschrieben, deren Eierstöcke keine normalen Hormonmengen mehr bilden konnten. Obwohl Östrogen in Mengen verabreicht wird, die dem Durchschnittsspiegel während des normalen Menstruationszyklus entsprechen, ist die Dosierung bei vielen Therapien starr, weshalb sie die prämenopausalen Schwankungen nicht exakt wiederherstellt. Der konstante Östrogenspiegel hat aber auch Vorteile, da Hormonschwankungen oft Kopfschmerzen, Launigkeit und ähnliche Beschwerden bewirken.

Obwohl das Verfahren zunächst nur zur Behandlung von Wechseljahresbeschwerden entwickelt wurde, stellten sich rasch weitere Vorteile heraus – z. B. die vorbeugende

Orale Kontrazeptiva und Östrogenersatztherapie

In schwangerschaftsverhütenden Pillen wie auch in der Hormonersatztherapie kommt Östrogen vor, die Hormonersatztherapie dosiert die natürlichen Östrogene allerdings niedriger.

Orale kontrazeptive Pillen

- Enthalten synthetische Östrogene
- Enthalten hohe Dosen an Östrogenen
- Erhöhen das Thromboserisiko

Östrogenersatztherapie

- Enthält meist natürliche Östrogene
- Enthält Östrogenmengen, die dem durchschnittlichen Spiegel während eines normalen Menstruationszyklus entsprechen
- Geringer Effekt auf die Blutgerinnung

Wirkung gegen Knochenbrüche und Herzinfarkt.

Schützhormone

Obwohl die Östrogenersatztherapie die Symptome der Wechseljahre wirkungsvoll lindert, ist sie nicht unproblematisch. So stellte man eine Zunahme von Krebs der Gebärmutterschleimhaut (Endometrium) fest, der eindeutig mit der Therapie zusammenhing. Bei manchen Patientinnen entwickelte sich eine echte Krebsform, die sich jedoch gut behandeln ließ. Glücklicherweise wurde hier eine einfache Vorbeugemöglichkeit gefunden: Pro Monat wird zwölf Tage lang synthetisches Progesteron (Gestagen) verabreicht, das als natürlicher Gegenspieler des Östrogens eine künstliche »Monatsblutung« erzeugt, bei der alle potenziellen Krebszellen ausgestoßen werden. Bei Frauen, denen die Gebärmutter entfernt wurde, entfällt das Risiko für Endometriumkrebs.

Ängste und Vorurteile

Viele Ängste, die mit der Hormonersatztherapie assoziiert werden, beruhen auf einer Verwechslung mit der Wirkungsweise der »Pille«. In Wirklichkeit unterschieden sich beide Verfahren deutlich voneinander.

Schwangerschaftsverhütende Pillen enthalten hohe Dosen synthetischer Östrogene, deren Wirkung fast acht Mal so hoch ist wie jene der natürlichen Östrogene, die zur Hormonersatztherapie eingesetzt werden. Diese hohe Dosis der »Pille« ist unerlässlich, da die Eierstöcke an der monatlichen Bildung eines Eies gehindert werden sollen. Als ein Nachteil synthetischer Östrogene steigen aber die Risiken für Thrombose und Blutgerinnsel, weshalb vermehrt Herzinfarkte und Schlaganfälle auftreten können. Natürliche Östrogene stören die Blutgerinnung kaum; zudem entspricht die in der Hormonersatztherapie eingesetzte Dosis den Mengen, die während des Menstruationszyklus gebildet werden. Natürliche Östrogene vermindern zudem das Thromboserisiko, sodass es seltener zum Herzinfarkt kommt. Die Gefahr einer venösen Thrombose ist bei hormonbehandelten Frauen gleich groß wie zu der Zeit, als sie noch schwanger werden konnten, bei Ihnen besteht aber gegenüber unbehandelten Frauen in den Wechseljahren ein größeres Thromboserisiko (s. S. 77f.).

WICHTIGES AUF EINEN BLICK

- Wechseljahresbeschwerden werden durch die sinkenden Östrogenspiegel infolge der nicht mehr aktiven Eierstöcke verursacht.
- Ziel der Hormonersatztherapie ist die Wiederherstellung normaler Östrogenspiegel unter Verwendung natürlicher Hormone, die in einer Dosis verabreicht werden, die dem durchschnittlichen Spiegel während des normalen Monatszyklus entspricht.
- Die verwendeten natürlichen Hormone unterscheiden sich stark von den synthetischen Östrogenen, die in der »Pille« vorkommen.
- Sofern die Gebärmutter nicht operativ entfernt wurde, sollten Frauen regelmäßig Gestagene einnehmen, um einem Krebs der Gebärmutterschleimhaut vorzubeugen.

Therapieverfahren

Alle Verfahren der Hormonersatztherapie verwenden Östrogen, wobei manchmal zusätzlich Gestagen verabreicht wird, um Gebärmutterkrebs zu verhindern. Mögliche Darreichungsformen sind Tabletten, Pflaster, Implantate und Gele.

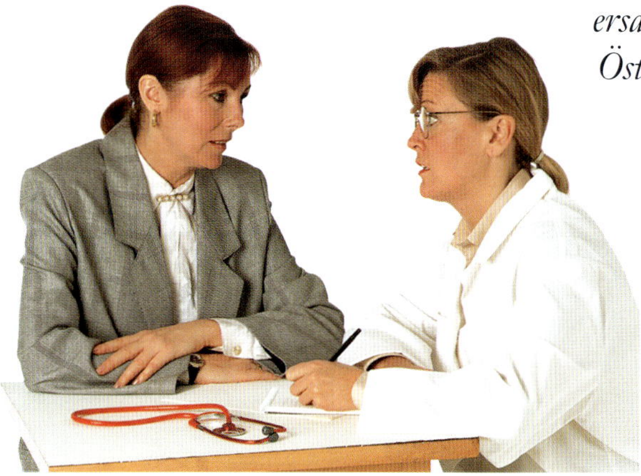

BERATUNG
Ihr Arzt kann Ihnen die unterschiedlichen Hormonersatztherapien ausführlich erklären.

ÖSTROGENPRÄPARATE

Östrogene, die in der Hormonersatztherapie verwendet werden, sind entweder »natürlich« (d.h., sie ähneln in Struktur und Wirkung den körpereigenen) oder »synthetisch» (d.h., sie ähneln natürlichen Östrogenen, besitzen aber eine andere Struktur). Östradiol, Östron, Östriol und Equilin sind natürlich, Ethinylestradiol und Mestranol synthetisch. Natürliche Hormone werden bei dieser Therapie bevorzugt, da sie weniger Nebenwirkungen haben. Synthetische Östrogene sind wirksamer und werden daher vor allem zur Empfängnisverhütung eingenommen. In Form von Tabletten, Pflastern, Implantaten und Gelen werden Östrogene systemisch verab-

Darreichungsformen von Östrogenen und Gestagenen

Obwohl Tabletten die häufigste Darreichungsform sind, können Östrogene und Gestagene auch folgendermaßen verabreicht werden:

ÖSTROGEN	GESTAGEN
• Tablette • Pflaster • Implantat • Gel • Vaginalcreme • Vaginalsalbe • Vaginalring	• Tablette • Kombiniert mit Östrogen in einem Pflaster • Vaginalgel

reicht, zur lokalen Anwendung in der Scheide verwendet man Cremes, Salben, Tabletten, Ovula, Zäpfchen und Ringe.

PROGESTERONPRÄPARATE

Progesteron ist ein körpereigenes Hormon, das in Tablettenform sehr instabil ist. Um den erwünschten Effekt zu erzielen, müsste man mehrmals täglich Progesterontabletten einnehmen. Ein Nachteil ist zudem, dass Progesteron in der erforderlichen Menge schläfrig macht.

In der Hormonersatztherapie verwendet man daher andere Formen des Progesterons, die als Gestagene bezeichnet werden. Sie wirken auf ähnliche Weise; kaufen kann man sie als Tabletten (zur oralen Einnahme) oder als

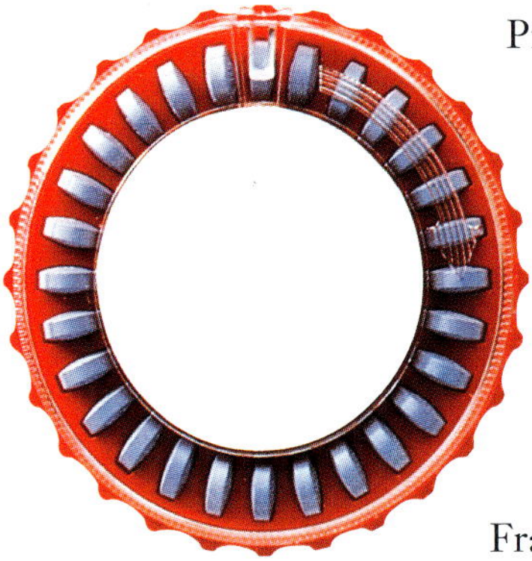

ÖSTROGENTABLETTEN
Östrogene werden meistens als Tabletten eingenommen. Reine Östrogentabletten sind solchen Frauen vorbehalten, deren Gebärmutter operativ entfernt wurde.

Pflaster (in denen sie mit Östrogenen kombiniert werden).

TABLETTEN

Östrogen und Gestagen werden meist als Tabletten verabreicht; diese kann man leicht einnehmen und überall kaufen.

ÖSTROGEN

Frauen, denen die Gebärmutter operativ entfernt wurde, brauchen lediglich eine Behandlung mit Östrogenen. Nehmen Sie die Tabletten jeden Tag ohne Unterbrechung möglichst zur gleichen Zeit ein.

Verschiedene Hersteller bieten etliche rezeptpflichtige Östrogenpräparate mit unterschiedlichen

Östrogentabletten

Östrogen-Mono-Tabletten (mit schwankendem Hormongehalt) werden von diversen Herstellern vertrieben. Die Präparate sind speziell für Frauen gedacht, deren Gebärmutter entfernt wurde.

Estrifam (Novo Nordisk), Estradiol (Jenapharm)	Estradiol 2 mg oder 4 mg
Estronorm (Jenapharm)	Estradiol 1 mg oder 2 mg
Femoston mono (Solvay)	Estradiol 2 mg
Gynokadin (Kade)	Estradiolvalerat 2 mg
Merimono (Novartis), Progynova (Schering HC)	Estradiolvalerat 1 mg oder 2 mg
OeKolp (Kade)	Estriol 1 mg
Oestrofeminal (Mack, Illert.)	konjugierte, wasserlösliche Östrogene 0,3 mg, 0,6 mg oder 1,25 mg
Ovestin (Organon), Synapause E (Nourypharma)	Estriol 1 mg
Presomen (Solvay)	Extrakt aus dem Harn trächtiger Stuten 29 mg, 14 mg oder 7 mg
Transannon (Pharmacia & Upjohn)	veresterte Östrogene 1,25 mg oder 0,625 mg

Formen des Hormons an. Manche Präparate müssen nach einem starren Dosierungsschema eingenommen werden, andere lösen durch schwankende Dosierungen im Verlauf der 28-tägigen Einnahme eine Art »künstlichen Menstruationszyklus« aus.

Östrogen-Gestagen-Kombinationen

Die Sexualhormontherapeutika, die hier und in der folgenden Tabelle aufgeführt sind, kombinieren Östrogene und Gestagene in Tablettenform. Alle genannten Mittel rufen eine monatliche Blutung hervor.

Cyclo-Menorette (Wyeth), CycloÖstrogynal (Asche)	Estradiolvalerat 1 mg + Estriol 2 mg (weiß) Estradiolvalerat 1 mg + Estriol 2 mg + Levonorgestrol 0,25 mg (rosa)
Femoston 1/10 mg (Solvay)	Estradiol 1 mg (weiß) Estradiol 1 mg + Dihydrogesteron 10 mg (grau)
Femoston 2/10 mg (Solvay)	Estradiol 2 mg (weiß) Estradiol 2 mg + Dihydrogesteron 10 mg (grau)
Klimonorm (Jenapharm) 76089	Estradiolvalerat 2 mg (gelb) Estradiolvalerat 2 mg + Levonorgestrel 0,15 mg (braun)
Mericomb (Novartis)	Estradiolvalerat 1 mg (blau) Estradiolvalerat 1 mg + Norethisteron 1 mg (weiß)
Nuriphasic (Nourtypharma)	Ethinylestradiol 0,05 mg (blau) Ethinylestradiol 0,05 mg + Lynestrenol 2,5 mg
Osmil (Opfermann)	Estradiol 2 mg (weiß) Estradiol 2 mg + Medroxyprogesteronacetat 5 mg

(Forts. S. 40)

Östrogen-Gestagen-Kombinationen (Forts.)

Procyclo (Organon), Sisare (Nourypharma)	Estradiolvalerat 2 mg (weiß) Estradiolvalerat 2 mg + Medroxyprogesteronacetat 10 mg (blau)
Trisequens (Novo Nordisk)	Estradiol 2 mg (blau) Estradiol 2 mg + Norethisteronacetat 1 mg (weiß) Estradiol 1 mg (rot)
Trisequens Forte (Novo Nordisk)	Estradiol 4 mg (gelb) Estradiol 4 mg + Norethisteronacetat 1 mg (weiß) Estradiol 1 mg (rot)

GESTAGEN

Sofern die Gebärmutter nicht entfernt wurde, müssen Sie jeden Monat 10–14 Tage lang Gestagentabletten einnehmen. Diese sind als Kombi-Präparat (mit Östrogen) in Kalenderpackungen erhältlich, was die zeitlich exakte Einnahme erleichtert.
Beide Hormone sind meist getrennt abgepackt, sodass Östrogen auch durch ein Hormon Ihrer Wahl ersetzbar ist.

Bei dieser häufig verschriebenen Darreichungsform nimmt man die ersten 10–14 Tage jedes Kalendermonats Gestagene ein, wobei man z.B. immer am Ersten des Monats beginnt. Art und Dosis beider Hormone lassen sich so leichter aufeinander abstimmen. Die Blutung sollte etwa zur Monatsmitte auftreten; bei unregelmäßigen Blutungen sollten sie Ihren Arzt aufsuchen.

Liegt die letzte natürliche Blutung über ein Jahr zurück, empfiehlt es sich, jeden Tag Gestagene einzunehmen, die durch zusätzliche Östrogene als »Blutungsstopper« ergänzt werden.

Andere Östrogen-Gestagen-Kombinationen

Hier sind Östrogen-Gestagen-Kombi-Präparate (in Tablettenform) aufgelistet, die keine monatliche Blutung bewirken.

Cyclo-Progynova (Schering)	Estradiolvalerat 2 mg + Norgestrel 0,5 mg
Kliogest N (Novo Nordisk)	Estradiol 2 mg + Norethisteronacetat 1 mg
Merigest (Novartis)	Estradiolvalerat 2 mg + Norethisteron 0,7 mg
Presomen 0,6-compositum (Solvay) 76125	konjugierte Östrogene 0,6 mg + Medrogeston 5 mg
Presomen 1,25-compositum (Solvay)	konjugierte Östrogene 1,25 mg + Medrogeston 5 mg
Primosiston (Schering)	Norethisteronacetat 2 mg + Ethinylestradiol 0,01 mg
Prosiston (Schering)	Norethisteronacetat 6 mg + Ethinylestradiol 0,03 mg

Vor- und Nachteile

Tabletten sind einfach einzunehmen, und ihre Wirkung klingt schnell ab, wenn Sie die Behandlung abbrechen wollen. Mitunter gestaltet sich die tägliche Einnahme aber kompliziert, insbesondere auf Reisen. Wenn Sie auch nur eine einzige Tablette auslassen, können die Hormonspiegel schwanken und Zwischenblutungen auftreten. Eine höhere Hormondosis (die Verluste über Leber und Nieren ausgleicht) kann die Nebenwirkungen erhöhen. Zu diesen zählt vor allem Übelkeit, die aber seltener auftritt, wenn man die Tabletten zu den Mahlzeiten oder vor dem Einschlafen einnimmt. Sehr selten nimmt der Körper die oral zugeführten Östrogene so schlecht an, dass die Wechseljahresbeschwerden weiter bestehen. Dann sollte die Hormonersatztherapie auf andere Weise erfolgen.

PFLASTER

Bei Pflastern werden die Hormone direkt über die Haut aufgenommen. Deshalb treten keine Verluste in Magen und Leber auf, sodass die erforderliche Dosis geringer ist und sich Nebenwirkungen seltener einstellen.

Je nach Präparat werden die im Allgemeinen gut hautverträglichen Pflaster 1- oder 2-mal wöchentlich aufgebracht. Hierzu müssen Sie die Schutzfolie entfernen und das Pflaster auf die trockene, saubere Haut kleben. Drücken Sie das Pflaster für ungefähr 10 Sekunden fest an, und streichen Sie anschließend über seine Außenkanten, um es zu »versiegeln«. Wenn Sie baden, duschen oder schwimmen, sollten Sie das Pflaster zwar nicht abnehmen, u. U. können Sie es aber auch einmal für eine halbe Stunde entfernen. Wenn Sie das Pflaster kurzzeitig abnehmen, sollte es wieder mit der Schutzfolie abgedeckt werden. Vor Sonnenbädern (im Freien oder im Solarium) nehmen Sie das Pflaster ab.

ÖSTROGENPFLASTER
Bei Hormonpflastern gelangen Östrogene über die Haut ins Blut. Die Pflaster müssen ein- bis zweimal pro Woche ausgewechselt werden.

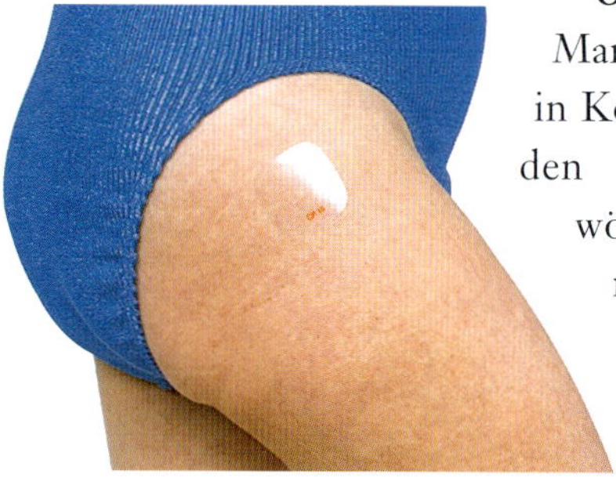

ÖSTROGEN-GESTAGEN-KOMBINATIONEN

Manche Pflaster enthalten Östrogene und Gestagene in Kombination und werden zyklisch angewandt. In den ersten beiden Wochen werden zweimal wöchentlich Östrogenpflaster aufgebracht, in den nachfolgenden zwei Wochen dann Östrogen-Gestagen-Pflaster. Derartige Kombi-Pflaster sind für Frauen gedacht, die keine Regelblutung haben wollen.

Östrogenpflaster und -gele

Transdermale Pflaster und Gele, die nur Östrogene enthalten, sind leicht anzuwenden und haben nur wenige Nebenwirkungen, da sie geringer dosiert sind als Tabletten.

Pflaster

z. B. Cerella (Asche), Cutanum (Jenapharm),	Estradiol 0,05 mg oder 0,1 mg in 24 Stunden
z. B. Estramon (Hexal), Tradelia (Wolff)	Estradiol 0,025 mg, 0,05 mg oder 0,1 mg in 24 Stunden
Estraderm MX (Novartis)	Estradiol 0,75 mg, 1,5 mg oder 3 mg pro Pflaster
Fem 7 (Merck)	Estradiol 0,05 mg, 0,075 mg oder 0,1 mg in 24 Stunden
Evorel (Janssen-Cilag)	Estradiol 3,1 mg pro Pflaster
Menorest (Novartis)	Estradiol 0,0375 mg, 0,05 mg oder 0,075 mg in 24 Stunden
Tradelia seven (Wolff)	Estradiol 0,025 mg, 0,05 mg oder 0,075 mg in 24 Stunden

Gele

Gynokadin (Kade/Besins)	Estradiol 0,6 mg/g
z. B. GynPolar (Orion), Sandrena (Organon)	Estradiol 0,05 mg oder 1 mg pro Beutel

Vor- und Nachteile

Nebenwirkungen treten bei Pflastern seltener auf, da sie weitaus niedriger dosiert sind als Tabletten. Zudem bewirkt die kontinuierliche Hormonfreisetzung nur geringfügige Spiegelschwankungen. Die Nachteile bestehen darin, dass die Östrogendosis in Kombi-Pflastern bei mindestens 0,025 mg liegt, außerdem werden die

Östrogen-Gestagen-Kombi-Pflaster

Die nachfolgend aufgeführten Medikamente kombinieren Östrogen und Gestagen in einem Pflaster.

Zyklisch kombinierte Pflaster

Estracomb TTS (Novartis)	Estradiol 0,05 mg in 24 Stunden (rund) Estradiol 0,05 mg + Norethisteronacetat 0,25 mg in 24 Stunden (brillenförmig)

Kontinuierlich kombinierte Pflaster

Estragest TTS (Novartis)	Estradiol 0,025 mg + Norethisteronacetat 0,125 mg in 24 Stunden

Gestagens ebenfalls starr dosiert, sodass die Dosis meist schwierig anzupassen ist.

Gelegentlich kleben die Pflaster schlecht, vor allem bei heiß-schwülem Wetter. Eine zusätzlich Fixierung mit Heftpflaster kann dieses Problem jedoch leicht beheben.

Hautrötungen an den Kontaktstellen mit dem Pflaster sind durchaus normal, manche Frauen entwickeln jedoch eine schwerere Hautreaktion, die eine weitere Anwendung verbietet. Manchmal hilft es, Pflaster eines anderen Herstellers zu verwenden.

Gel

Gegenwärtig sind mehrere Östrogene in Gelform erhältlich. Das Gel wird täglich auf Armen und Schultern oder den Oberschenkelinnenseiten aufgetragen.

Vor- und Nachteile

Viele Frauen schätzen bei einem Gel die einfache Anwendung. Nebenwirkungen treten kaum auf. Im Gegensatz zu vielen Östrogenpflastern kommt es nur selten zu Hautreizungen. Allerdings dauert es einige Minuten bis das Gel nach dem Auftragen eingezogen ist.

IMPLANTATE

Die Implantation ist ein einfaches Verfahren, das unter örtlicher Betäubung bei Ihrem Gynäkologen oder in einer Klinik ambulant durchgeführt werden kann.

ÖSTROGEN

Die Östrogenkügelchen, die in das Unterhautfettgewebe eingebracht werden, reichen für ungefähr sechs Monate. Nach örtlicher Betäubung der Haut wird – meistens am Unterbauch – ein kleiner Schnitt durchgeführt. Das Implantat wird eingebracht und die Wunde danach genäht oder mit sterilen Pflasterstreifen (Steristrips) geklebt. Nach einigen Tagen werden die Fäden durch den Arzt gezogen, Steristrips können Sie sogar selbst entfernen. Die Wunde sollte allerdings bis zur vollständigen Heilung mit Heftpflaster abgedeckt bleiben.

Nach einem derartigen Eingriff sollten Sie sich zunächst etwas schonen, da die Implantate andernfalls herausfallen können.

TESTOSTERON

Testosteron ist ein männliches Hormon, das in geringen Mengen auch von den Eierstöcken gebildet wird. Seine genaue Funktion im Körper der Frau ist noch unbekannt; viele Ärzte empfehlen jedoch zusätzliche Testosteronimplantate für Frauen mit sexuellen Problemen. In der Fachliteratur finden sich Hinweise, wonach Testosteron das sexuelle Interesse erhöhen soll, was von manchen Medizinern jedoch bestritten wird.

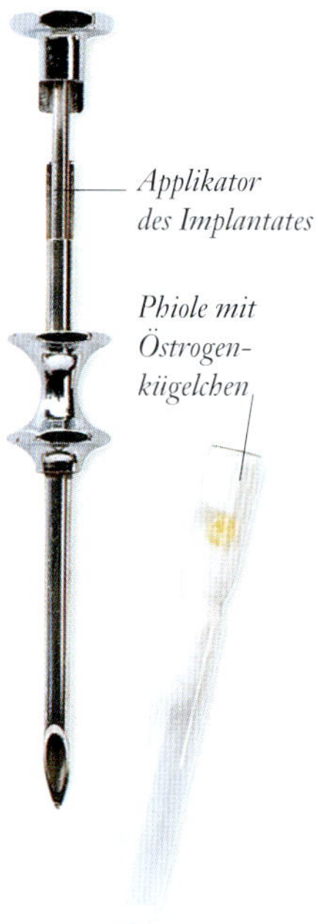

ÖSTROGENIMPLANTAT *Kügelchen, die den Östrogenbedarf für sechs Monate decken, werden in das Unterhautfettgewebe von Unterbauch oder Gesäß implantiert.*

VOR- UND NACHTEILE

Der Vorteil eines Implantates besteht darin, dass Sie sich nicht um die regelmäßige Einnahme Ihrer »Ersatzhormone« zu kümmern brauchen. Implantate geben das Hormon langsam ab und garantieren stabile Blutspiegel mit nur geringfügigen Schwankungen. Das Kügelchen löst sich innerhalb von sechs Monaten vollständig auf und muss dann erneuert werden. Implantate verursachen die höchsten Östrogenspiegel, die sich allerdings noch innerhalb der für die Wechseljahre typischen Schwankungen bewegen. Das liefert den potenziellen Vorteil, dass diese Form der Hormonersatztherapie die Knochendichte wesentlich stärker erhöht als andere Verfahren.

Der größte Nachteil besteht darin, dass man einmal implantierte Kügelchen nicht entfernen kann, falls Ihnen die Methode nicht zusagen sollte. Gelegentlich wirken die Implantate auch nur über einen kürzeren Zeitraum, sodass die Wechseljahrsbeschwerden bei manchen Frauen bereits wenige Monate nach der Implantation zurückkehren. Die Östrogenspiegel sind in solchen Fällen sehr hoch; offenbar sind die Frauen gegenüber den Wirkungen des Implantates immun geworden. Die einzige Behandlungsmöglichkeit besteht darin, die Dosis des Implantates schrittweise bis zum normalen Hormonspiegel zu reduzieren.

Frauen, die zusätzlich Gestagene benötigen, müssen diese wie bei anderen Verfahren in regelmäßigen Abständen einnehmen. Bei Abbruch der Implantatbehandlung sollten die Gestagene weiter eingenommen werden, bis keine Blutung mehr eintritt.

Mitunter kann diese Entwöhnung länger als zwei Jahre dauern, da Implantate, selbst nachdem sie keinen Einfluss auf die Wechseljahrsbeschwerden mehr ausüben, die Gebärmutterschleimhaut immer noch stimulieren können.

LOKALE ÖSTROGENE

Vaginalcremes, Pessare und Tabletten sind einfach anzuwenden. Da manche Cremes jedoch schmieren, wenden viele Frauen sie nur ungern an. Verwenden Sie diese Medikamente stets genau nach Vorschrift, da ein Teil des Östrogens durch die Haut ins Blut gelangt.

VOR- UND NACHTEILE

Bei korrekter Anwendung treten kaum Nebenwirkungen auf. Lokale Östrogene eignen sich besonders für Frauen, die z. B. an trockener Scheide oder Harnblasenstörungen leiden. Wer anhaltend unter einer trockenen Scheide leidet, kann lokale Östrogene gut mit einer Standard-Hormonersatztherapie kombinieren.

Wie bereits erwähnt, schmieren manche Cremes und Salben. Zur Lösung dieses Problems wurde eine Östrogentablette entwickelt, die mit einem speziellen Applikator ins Scheidengewölbe eingeführt wird. Östrogenhaltige Vaginalringe, die bis zu zwei Jahre lang getragen werden, sind eine andere Alternative. Bei Therapien, die länger als zwei Wochen dauern, braucht man u. U. zusätzlich Gestagene, um die Entstehung von Gebärmutterkrebs zu verhindern.

TIBOLON

Tibolon, das aus Pflanzen gewonnen wird, vereint die Eigenschaften von Östrogen und Gestagen. Bei kontinuierlicher Einnahme von einer Tablette am Tag behebt dieses synthtische Steroid die Wechseljahrsbeschwerden, ohne die Gebärmutterschleimhaut zu stimulieren.

Lokale Östrogene

Lokale Östrogene gibt es in Darreichungsformen wie Cremes, Salben, Vaginaltabletten, -zäpfchen, -ovula und -ringe. Sie helfen bei Trockenheit und Reizungen in der Scheide.

Vaginalcremes	
Cordes (Ichthyol)	Estriol 0,05 %
Linoladiol N (Wolff), Ortho-Gynest (Janssen-Cilag)	Estriol 0,01 %
z. B. OeKolp (Kade), Xapro (Jenapharm)	Estriol 0,1 %
Östro-Gynaedron (Artesan/ Cassella-med)	Estriol 0,05 % oder 0,1 %
Vaginalsalben	
Estriol (LAW/Wyeth)	Estriol 0,1 %
Vaginalzäpfchen und –ovula	
z. B. Ortho-Gynest (Janssen-Cilag), Ovestin (Organon)	Estriol 0,5 mg pro Ovulum
OeKolp (Kade)	Estriol 0,03 mg oder 0,5 mg pro Zäpfchen
OeKolp (Kade)	Estriol 0,03 mg oder 0,5 mg pro Ovulum
Vaginaltabletten	
Vagifem (Novo Nordisk)	Estriol 0,025 mg pro Tablette
Vaginalring	
Estring (Pharmacia & Upjohn)	Estriol 0,0075 mg in 24 Stunden

Dadurch erübrigt sich die zyklische Gabe von Gestagenen, Abbruchblutungen finden ebenfalls nicht statt. Tibolon hebt Libido und Stimmung.

Gestagenpräparate

Gestagen-Monopräparate, wahlweise mit Östrogenen kombinierbar,
gibt es als Tabletten und Vaginalgele.
Trotz leichter Handhabung werden Zäpfchen und Gele oft nicht gern genommen

TABLETTEN

Chlormadinon (Jenapharm), Gestafortin (Merck)	Chlormadinonacetat 2 mg
Clinofem (Pharmacia & Upjohn)	Medroxyprogesteronacetat 2,5 mg, 5 mg oder 10 mg
Duphaston (Solvay)	Dydrogesteron 10 mg
Gestakadin (Kade), Sovel (Novartis)	Norethisteronacetat 1 mg
G-Farlutal (Pharmacia & Upjohn)	Medroxyprogesteronacetat 5 mg (mikronisiert)
MPA Gyn (Hexal)	Medroxyprogesteronacetat 5 mg
Norethisteron (Jenapharm)	Norethisteronacetat 1 mg oder 5 mg
Orgametril (Organon)	Lynestrenol 5 mg
Primolut Nor (Schering)	Norethisteronacetat 5 mg oder 10 mg
Prothil (Solvay)	Medrogeston 5 mg oder 25 mg
Utrogest (Kade/Besins	Progesteron 100 mg

VAGINALGEL

Crinone (Wyeth)	Progesteron 4 % oder 8 %

Gelegentliche Nebenwirkungen äußern sich in Blutungen, insbesondere wenn die Eierstöcke noch geringe Östrogenmengen bilden. Daher darf Tibolon nur solchen Frauen verordnet werden, deren letzte natürliche Monatsblutung länger als ein Jahr zurückliegt.

Tibolon ist unter dem Handelsnamen Liviella (Organon/Noury-pharma) erhältlich; jede Tablette enthält 2,5 mg Wirkstoff.

Vor- und Nachteile einzelner Therapieformen

Alle derzeit verfügbaren Verfahren der Hormonersatztherapie sind mit Vor- und Nachteilen verbunden. Besprechen Sie diese mit Ihrem Hausarzt oder Gynäkologen.

Darreichung	Vorteile	Nachteile
Tablette	Leicht einzunehmen; Wirkung klingt schnell ab; Billig	Unnatürlicher Aufnahmeweg für das Hormon; Muss jeden Tag eingenommen werden
Pflaster	Bequem; Leicht anzuwenden; Natürlicherer Aufnahmeweg für das Hormon	Wirkung klingt schnell ab; Kann sich ablösen; Kann die Haut reizen; Teurer als Tabletten; Muss zweimal in der Woche gewechselt werden
Implantate	100 % Compliance; Relativ natürlicher Aufnahmeweg für das Hormon; Verlängerte Wirkung über 4–6 Monate; Billig	Erfordert kleinen chirurgischen Eingriff; Kann unnatürlich hohe Hormonspiegel herbeiführen; Wirkung klingt nur langsam ab; Gestageneinnahme noch mehrere Monate nach dem letzten Implantat erforderlich
Gel	Einfach anzuwenden; Natürlicherer Aufnahmeweg für das Hormon	Muss ein Hautstück bestimmter Größe bedecken; Teurer als Tabletten
Vaginal	Bessere Wirkung, wenn vaginale Symptome im Vordergrund stehen; Wirkung klingt schnell ab	Einige Östrogene werden in den Blutkreislauf aufgenommen – bei Langzeitanwendung ist daher ein Gestagen erforderlich; Cremes können schmieren
Tibolon	Keine Abbruchblutungen; Leicht einzunehmen; Erhöht die Libido	Nebenwirkungen sind Hitzewallungen, Schmierblutungen und Brustspannen

RALOXIFEN

Raloxifen (Evista) gehört zu einer neuen Substanzklasse, die einige der Östrogenwirkungen nachahmt und andere hemmt. Erwiesenermaßen wird hierdurch die Knochendichte bei Frauen in der Postmenopause erhöht, wenn auch nicht so effektiv wie durch Östrogene. Hitzewallungen oder Schweißausbrüche bleiben davon unbetroffen. Theoretisch bietet Raloxifen den Vorteil, weder Gebärmutterschleimhaut noch Brustgewebe zu stimulieren; allerdings ist das verminderte Brustkrebsrisiko noch nicht ausreichend untersucht. Gegenwärtig ist Raloxifen für Frauen mit erhöhtem Osteoporoserisiko in der Postmenopause zugelassen, die keine konventionelle Hormonersatztherapie bzw. prophylaktische Medikamente wie Bisphosphonate vertragen.

WICHTIGES AUF EINEN BLICK

- Östrogene und Gestagene sind in verschiedenen Darreichungsformen erhältlich.
- Östrogen kann als Implantat und in Gelform systemisch, aber auch in verschiedenen lokalen Darreichungsformen angewendet werden.

Durchführung

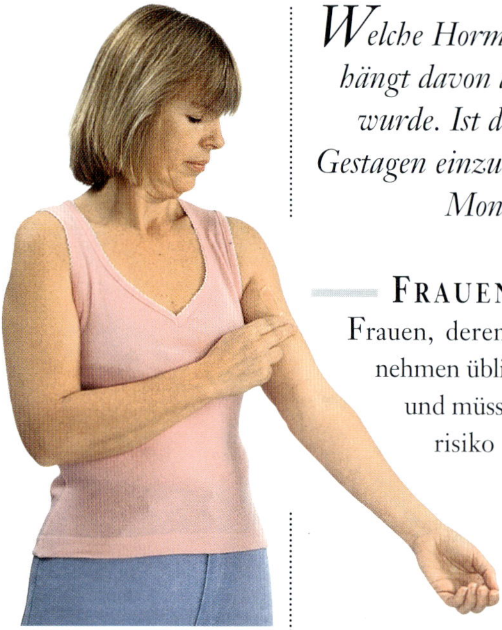

Welche Hormonersatztherapie empfohlen wird, hängt davon ab, ob die Gebärmutter entfernt wurde. Ist dies der Fall, braucht man kein Gestagen einzunehmen und kann eine Östrogen-Monotherapie durchführen.

Frauen mit Gebärmutter

Frauen, deren Gebärmutter nicht entfernt wurde, nehmen üblicherweise kontinuierlich Östrogene ein und müssen Gestagene ergänzen, um das Krebsrisiko zu reduzieren. Gestagene können zu diesem Zweck kontinuierlich oder periodisch eingenommen werden.

Eine Tagesdosis
Östrogene in Gelform werden täglich auf den Arm oder innen auf den Oberschenkel aufgetragen.

Sequentielle Gestagengabe

Am häufigsten ist die kontinuierliche Östrogengabe mit periodischem Gestagen. Östrogen wird ohne Unterbrechung täglich (Tabletten) oder zweimal wöchentlich (Pflaster, Gel), seltener als Implantat verabreicht. Gestagen wird jeden Monat zusätzlich als Tabletten über 10–14 Tage oder zweimal wöchentlich als Doppelpflaster (kombiniert mit Östrogen) für zwei Wochen eingenommen. Im Handel sind Kalenderpackungen erhältlich, die eine zeitlich genaue Einnahme erleichtern. Bei getrennter Verschreibung von Östrogenen und Gestagenen wird empfohlen, die Gestagene stets am ersten Tag eines Kalendermonats einzunehmen. In der Regel tritt kurz vor oder nach dem Ende der Gestageneinnahme eine Abbruchblutung ein. Blutungen zu anderen Zeitpunkten sollten ärztlich abgeklärt werden.

In jüngster Zeit wurde die Langzeit-Hormonersatztherapie eingeführt, bei der das Gestagen nur alle drei Monate eingenommen wird, sodass nur noch vier Abbruchblutungen im Jahr erfolgen. Leider beinhaltet die Therapie eine Woche, in der nur Plazebos (Attrappen) eingenommen werden, sodass während dieser Zeit manchmal die Wechseljahrsbeschwerden zurückkehren. Manche Ärzte raten daher von dieser Therapie ab. Als weiterer Nachteil ist eine recht hohe Gestagendosis erforderlich, die u. U. zu Nebenwirkungen wie starken bzw. verlängerten Blutungen führen kann.

Kontinuierliche Gestagengabe

Um Abbruchblutungen zu vermeiden, kann man z. B. kontinuierlich eine Kombination aus Östrogen und Gestagen einnehmen. Die gleichzeitige Einnahme verhindert eine Verdickung der Gebärmutterschleimhaut, wodurch sich Abbruchblutungen erübrigen. In den ersten Monaten treten oft unvorhersehbare, z.T. starke und lang anhaltende Blutungen auf. Bei Fortsetzung der Therapie legen sich diese Blutungen jedoch innerhalb von zwölf Monaten. Sie treten um so seltener auf, je länger eine Frau zu Therapiebeginn bereits in den Wechseljahren war. Daher werden kontinuierliche Kombinationstherapien nur Frauen empfohlen, die sich seit mindestens einem Jahr in der Postmenopause befinden. Hier kann die kontinuierliche kombinierte Hormonersatztherapie sehr zufrieden stellende Ergebnisse liefern; Schmierblutungen

Therapien bei Frauen mit Gebärmutter

Frauen mit Gebärmutter müssen Östrogen auf verschiedene Weise durch Gestagen ergänzen, um das Risiko von Gebärmutterkrebs zu senken.

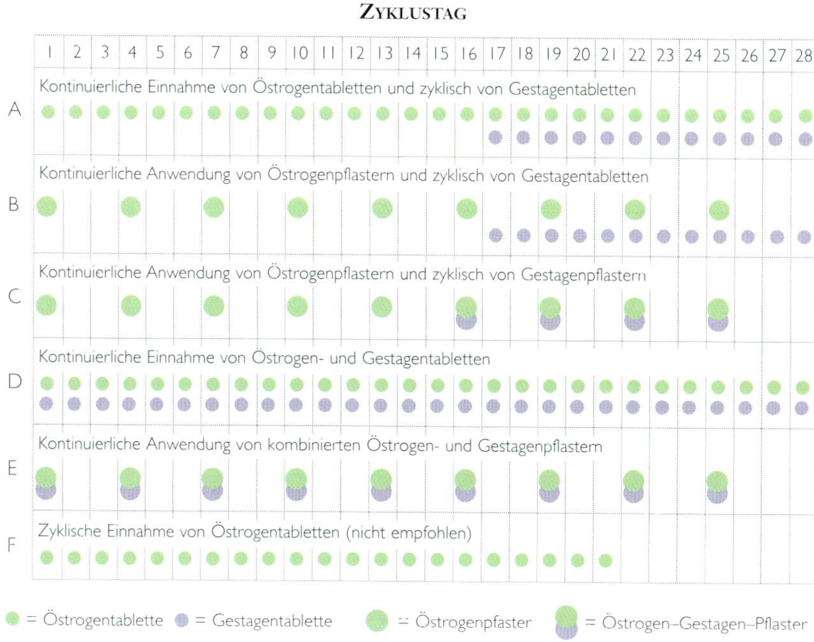

A Östrogentabletten werden täglich eingenommen, Gestagentabletten 10–14 Tage/Monat.

B Östrogenpflaster werden ein- bis zweimal wöchentlich eingenommen, Gestagentabletten 10–14 Tage/Monat.

C Östrogenpflaster werden zwei Wochen lang 2-mal/Woche aufgebracht. In den anderen zwei Wochen werden zweimal wöchentlich Pflaster mit Östrogen und Gestagen aufgebracht.

D Frauen, die seit einem Jahr in der Menopause sind, nehmen kontinuierlich Östrogen- und Gestagentabletten ein.

E Frauen, die seit zwölf Monaten in der Menopause sind, verwenden 2-mal/Woche Pflaster, die Östrogen und Gestagen enthalten.

F In drei von vier Wochen werden Östrogentabletten ohne Gestagene eingenommen. Nicht empfehlenswert!

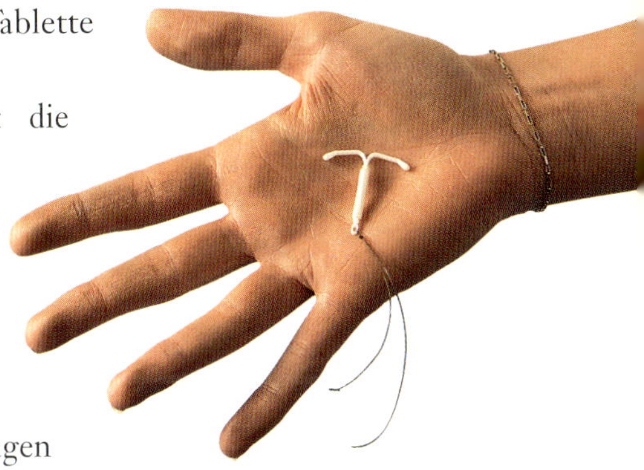

sind allerdings nicht selten, wenn eine Tablette vergessen wurde.

Ein Fortschritt der letzten Zeit ist die kontinuierliche Östrogengabe bei Frauen, die ein Levonorgestrel freisetzendes Intrauterinpessar (LNG-IUP) zur Verhütung tragen. Dieses System ist für Frauen vorteilhaft, die noch eine Menstruation haben und daher schwanger werden können. Außerdem wird das Gestagen lokal freigesetzt, sodass nur wenige Nebenwirkungen auftreten. Ebenso wie bei anderen blutungsfreien Verfahren kann es in den ersten Monaten zu Zwischenblutungen kommen, wobei die meisten Frauen innerhalb eines Jahres über keine weiteren Blutungen mehr klagen.

Da die Anwendung der blutungsfreien Hormonersatztherapien begrenzt ist, konnten die Langzeiteffekte dieser Therapieform auf Gebärmutterkrebs, Osteoporose, Herzleiden und Brustkrebs noch nicht vollständig ermittelt werden.

INTRAUTERINPESSAR
Das ursprünglich zur Kontrazeption entwickelte Levonorgestrel freisetzende Intrauterinpessar (Spirale) garantiert eine kontinuierliche Gestagengabe.

PERIODISCHE ÖSTROGENGABE

Ein älteres Verfahren sieht vor, Östrogene in drei von vier Wochen einzunehmen, wobei allerdings die Gestagentherapie vernachlässigt wird. Diese Methode geht mit einem erhöhten Gebärmutterkrebsrisiko sowie mit einer Rückkehr der Wechseljahresbeschwerden während der östrogenfreien Woche einher. Sie ist daher weder sicher noch wirkungsvoll. Wenn Sie dieses Verfahren noch anwenden, sollten Sie sich rasch von Ihrem Arzt eine Alternative verschreiben lassen.

FRAUEN OHNE GEBÄRMUTTER

Frauen, deren Gebärmutter entfernt wurde, sind im Vorteil, da sie kein zusätzliches Gestagen benötigen. Das senkt die Nebenwirkungen und erhöht den Therapienutzen. Übliche Darreichungsformen sind Östrogentabletten (täglich), -pflaster (1- oder 2-mal/Woche), -gel oder -implantate (alle sechs Monate).

ÖSTROGENDOSIS

Die richtige Östrogendosis hängt davon ab, warum überhaupt Hormone eingenommen werden müssen. Die Linderung starker Symptome erfordert eine höhere Dosis als die leichterer Beschwerden. Viele Frauen verwundert es, dass ihre Hormonspiegel nicht bestimmt werden. Dies resultiert daraus, dass normale Östrogenspiegel so stark schwanken; daher macht es mehr Sinn, den Therapieerfolg an den abklingenden Symptomen zu messen. Nehmen die Beschwerden nicht ausreichend ab, ist eine höhere Dosis erforderlich, auftretende Nebenwirkungen sind ein Hinweis auf Überdosierung. Zur Vermeidung von Knochenmasseverlusten ist eine Minimal-Östrogendosis erforderlich. Je nach Darreichungsform beträgt sie:

- 0,625 mg konjugierte Östrogene (täglich als Tabletten),
- 2 mg Estradiol (täglich als Tabletten),
- 0,04–0,05 mg Estradiol (ein- oder zweimal wöchentlich als Pflaster),
- 1,5 mg Estradiol – zwei abgemessene Dosen (täglich als Gel),
- 50 mg Estradiol (Implantat für sechs Monate).

Gestagendosis

Eine richtige Gestagendosis kann das Risiko für Gebärmutterkrebs u. U. fast völlig beseitigen. Das Mittel sollte mindestens zwölf Tage lang eingenommen werden, wobei die Dosis von der Gestagenart abhängt:

- 0,2–2,5 mg Norethisteronacetat,
- 0,15 mg Levonorgestrel,
- 10–20 mg Dydrogesteron,
- 5–10 mg Medroxyprogesteronacetat,
- 200–400 mg mikronisiertes Progesteron.

Beginn der Hormonersatztherapie

Für eine Hormonersatztherapie ist es nie zu spät, denn selbst ältere Frauen mit Knochenbrüchen oder Herzleiden werden hiervon profitieren. Da der stärkste Knochenmasseverlust unmittelbar nach der Menopause auftritt und sich gleichzeitig das Herzinfarkt-Risiko erhöht, sollte man möglichst früh damit beginnen. Eventuell bestehende Menstruationsblutungen zu Beginn der Hormonersatztherapie können durch entsprechende Dosierung der Gestagene unterbunden werden.

Abbruch der Hormonersatztherapie

Wer die Hormonersatztherapie lediglich nutzen möchte, um von den Wechseljahresbeschwerden befreit zu werden, braucht sie vermutlich nur zwei bis drei Jahre lang, mitunter aber auch länger durchzuführen. Als Langzeitschutz vor Osteoporose und Herzinfarkt gilt eine Therapiedauer von mindestens fünf, manchmal bis zu zehn Jahren. Wer mit der Hormonersatztherapie zufrieden und sich der potenziellen Risiken einer Langzeitanwendung bewusst ist, kann diese weiterführen.

Schema zum Beenden der Hormonersatztherapie

Hormonersatztherapien dürfen nicht abrupt beendet werden, da sonst der Östrogenspiegel abrupt abfällt und die Wechseljahresbeschwerden zurückkehren. Die Dosis sollte über mehrere Monate langsam reduziert werden.

TABLETTEN

- Senken Sie die Östrogendosis, z. B. indem Sie statt einer ganzen Tablette zu 1,25 mg Östrogen eine halbe nehmen, die nur 0,625 mg enthält.
- Verlängern Sie die Intervalle zwischen den Einnahmen, indem Sie die Tabletten beispielsweise nur jeden zweiten, dritten oder vierten Tag nehmen.

PFLASTER

- Reduzieren Sie die Östrogendosis, indem Sie anstelle eines Pflasters mit 50 mg Östrogen eines nehmen, das nur 25 mg Östrogen enthält.
- Verlängern Sie den Abstand zwischen den Anwendungen, etwa indem Sie erst einen Tag bis zur Erneuerung verstreichen lassen, dann zwei oder drei.

ABSETZEN DER THERAPIE

Die Hormonersatztherapie hält ein hormonelles Gleichgewicht aufrecht, wobei es die Hormonschwankungen ausgleicht, die für die Wechseljahresbeschwerden verantwortlich sind. Bei plötzlichem Abbruch der Hormonersatztherapie fällt der Östrogenspiegel abrupt ab und die Symptome kehren zurück. Ein ärztlich überwachtes, 2- bis 3-monatiges »Ausschleichen« (d. h. schrittweises Senken der Dosis über längere Zeit) kann diese Probleme verhindern.

Zunächst wird die Östrogendosis gesenkt, das Gestagen aber weiterhin so lange eingenommen, bis das Östrogen vollständig »ausgeschlichen« ist. So kann der Hormonspiegel langsam sinken, und die Beschwerden treten höchstwahrscheinlich nicht wieder auf.

Bei Membranpflastern können Sie die Dosis ganz einfach senken, indem Sie sie erst halbieren, später vierteln usw. Der Zeitpunkt des Pflasterwechsels sollte dabei nicht geändert werden. Frauen, die Implantate verwenden, können die Dosis der Implantate langsam vermindern, wenn diese nach sechs Monaten erneuert werden. Der Effekt eines Implantates auf die Gebärmutter kann jedoch noch zwei bis drei Jahre nach dem letzten Implantat anhalten. Sofern Ihre Gebärmutter nicht entfernt wurde, müssen Sie regelmäßig Gestagenzyklen durchführen, bis keine Blutungen mehr auftreten.

ERFORDERLICHE KONTRAZEPTION

Zwar stellt die Hormonersatztherapie die Fruchtbarkeit nach der Menopause nicht wieder her, umgekehrt ist sie aber auch kein wirksames Verhütungsmittel, wenn man vor der letzten natürlichen Periode damit beginnt. Manche Formen der Hormonersatztherapie kombinieren die »Mini-Pille«, die nur Gestagen enthält, mit einem Östrogenersatz, wobei dieser die schwangerschaftsverhütende Wirkung beeinträchtigen kann.

Manche Frauen wollen die kombinierte kontrazeptive Pille bewusst bis zur Menopause einnehmen. Durch die Entwicklung sichererer »niedrig dosierter« kontrazeptiver Kombinationspillen, die Östrogen und Gestagen enthalten, nahm das Herzinfarktrisiko deutlich ab, und es gibt keine obere Altersgrenze für »Pillenanwenderinnen«, sofern sie gesund sind und nicht rauchen. Abgesehen von der Schwangerschaftsverhütung vermindert die »Pille« auch Wechseljahresbeschwerden und schützt vor prämenopausaler Osteoporose.

Leider lässt sich die Menopause nur erkennen, indem man die »Pille« absetzt und durch andere Verhütungsmethoden ersetzt, obwohl manchmal eine Blutuntersuchung am Ende der »pillenfreien Woche« Klarheit schafft. Sobald nach Absetzen der »Pille« Wechseljahresbeschwerden auftreten bzw. eine Blutuntersuchung die Menopause bestätigt, kann eine Hormonersatztherapie begonnen werden.

Frauen unter 50 sollten die Kontrazeption für zwei bis drei Jahre nach ihrer letzten Blutung fortführen, ältere Frauen nur für ein Jahr. Bei postmenopausalen Frauen bedeutet die Rückkehr von Monatsblutungen nicht, dass sie wieder schwanger werden können.

WICHTIGES AUF EINEN BLICK

- Sie können jederzeit, sogar Jahre nach Beginn der Menopause, mit einer Hormonersatztherapie beginnen.
- Am sinnvollsten erscheint ein möglichst früher Beginn der Hormonersatztherapie nach Einsetzen der Menopause.
- Eine Therapiedauer von zwei oder drei Jahren lindert die Beschwerden, die weitere Fortsetzung für fünf bis zehn Jahre schützt vor Knochenbrüchen, Herzinfarkt und Schlaganfall.
- Hormonersatztherapie bedeutet keine Kontrazeption, daher sollte Frauen, die vor der Menopause damit beginnen, weiterhin wirkungsvoll verhüten.

Wem nützt eine Hormonersatztherapie?

Zwei Gründe sprechen für eine Hormonersatztherapie. Zunächst möchte man Wechseljahresbeschwerden wie Hitzewallungen, Nachtschweiß, Schlaflosigkeit, Depression, schmerzhaften Geschlechtsverkehr, Harnblasenstörungen usw. loswerden. Aber auch bei völliger Beschwerdefreiheit kann eine Hormonersatztherapie nützlich sein. Der zweite und vielleicht wichtigere Grund ist ihre vorbeugende Wirkung gegen Osteoporose und Herzinfarkt, die oft mit dem altersbedingten Östrogenmangel einhergehen.

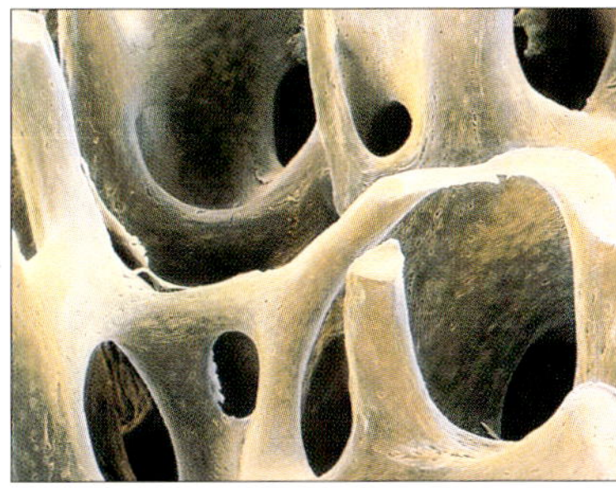

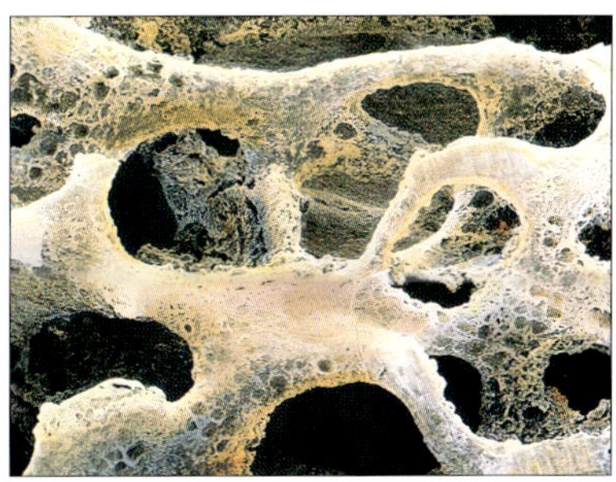

AUSWIRKUNGEN DER OSTEOPOROSE
Ein gesunder Knochen (oberes Bild) hat eine elastisch-federnde Struktur, die ihn vor Brüchen schützt. Ein osteoporotischer Knochen (unteres Bild) hingegen ist innen schwammig-weich, weshalb er auch leichter bricht.

BESSERUNG DER SYMPTOME

Wechseljahresbeschwerden sprechen oft rasch auf eine Hormonersatztherapie an, manchmal schon innerhalb weniger Tage, obwohl die Hitzewallungen oft erst nach längerer Zeit zur Ruhe kommen. Unabhängig von der Wahl Ihrer Therapie sollte die Östrogenmenge generell ausreichen, um die Symptome zu lindern.

Gesundheitszustand

Etwa 15 Jahre nach der Menopause nimmt die Häufigkeit von Knochenbrüchen und Herzinfarkt zu, da der Östrogenspiegel den Körper nicht mehr ausreichend schützt. Daher sollte man mit einer prophylaktischen Ersatztherapie beginnen, sobald der Östrogenspiegel sinkt: normalerweise im Alter von etwa 50 Jahren, nach Entfernung der Gebärmutter oder bei recht früher Menopause entsprechend eher. Die Schulmedizin sieht als sinnvolle Dauer für eine wirksame Hormonersatztherapie fünf bis zehn Jahre vor. Eine länger dauernde Therapie böte wahrscheinlich größeren Schutz, es müssen aber die individuelle Verträglichkeit und entsprechende Risiken bedacht werden. Die Entscheidung über eine Langzeit-Hormonersatztherapie wird letztlich nach dem Abwägen der persönlichen Risiken gegenüber dem mutmaßlichen Nutzen (z.B. persönliche Lebensumstände und Anfälligkeiten gegenüber Brüchen oder Herzinfarkt) getroffen.

Hohe Risikofaktoren

Faktoren, die die Wahrscheinlichkeit für Osteoporose und Herzleiden beeinflussen, sind Alter, Familienanamnese und Bewegungsausmaß.

Alter

Mit zunehmendem Alter treten Herzinfarkt und Knochenbrüchen häufiger auf, da sich Herz, Blutgefäße und Knochenstruktur verschlechtern.

Alkoholkonsum

Derzeit sind als Grenzwert für Frauen sieben alkoholische Einheiten pro Woche gültig. Eine Einheit entspricht etwa einem Glas Wein (200 ml), einem Glas »harter« Alkoholika (20 ml) oder einem Glas Bier (250 ml). Wer sich an diese Empfehlung hält, riskiert kaum eine Gesundheitsgefährdung und ist in gewissem Ausmaß sogar vor Herzkrankheiten geschützt. Mittlerer bis schwerer Alkoholkonsum, der über diesem Limit liegt, geht mit einem erhöhten Risiko für Brüche und Herzinfarkt einher.

BODY-MASS-INDEX (BMI)

Die Berechnung Ihres BMI wird auf S. 28 erklärt. Der ideale BMI liegt zwischen 20 und 25. Ein BMI unter 20 ist mit einem erhöhten Risiko für Osteoporose und Knochenbrüche verbunden, ein BMI über 25 bedeutet ein erhöhtes Risiko für Bluthochdruck, Diabetes mellitus und Herzkrankheiten.

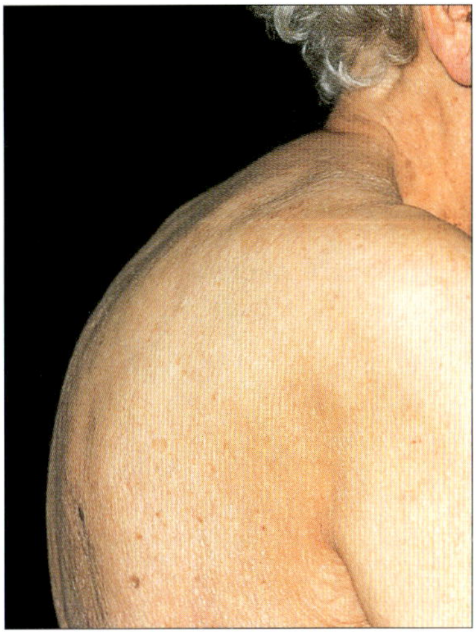

ALTERSBUCKEL
Mit zunehmendem Alter sinken die Wirbelkörper in Folge von Osteoporose zusammen, sodass die Körpergröße langsam abnimmt.

FAMILIENANAMNESE

Wenn direkte Blutsverwandte, z.B. Eltern, Tante oder Onkel, einen Herzinfarkt oder Schlaganfall erlitten haben, ist auch Ihr Risiko für Herzkrankheiten erhöht. Sie werden außerdem mit höherer Wahrscheinlichkeit an Knochenbrüchen leiden, wenn ein Blutsverwandter in Folge von Osteoporose »geschrumpft« ist oder sich Hüfte oder Handgelenk gebrochen hat.

BEWEGUNGSMANGEL

Bewegung trägt dazu bei, die Knochen zu kräftigen und schützt vor Herzkrankheiten. Wer im Sitzen arbeitet, ist also eher anfällig für Brüche oder Herzinfarkt als jemand, der den ganzen Tag auf den Beinen ist.

ORALE KONTRAZEPTIVA

Anti-Baby-Pillen wurden ursprünglich sehr hoch dosiert, was zu einem erhöhten Thromboserisiko führte. Solche Pillen werden heute nicht mehr eingesetzt, und moderne empfängnisverhütende Pillen enthalten nur sehr wenig Östrogen. Daher können Sie die »Pille« bis zur Menopause einnehmen, sofern Sie gesund sind und nicht rauchen. Da sie den Östrogenspiegel anhebt, schützt sie vor Knochenbrüchen.

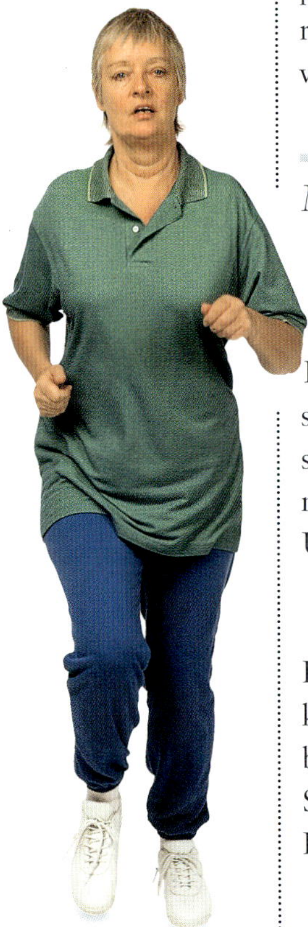

BEWEGUNG
Regelmäßiger Sport kräftigt die Knochen und schützt vor Herzkrankheiten.

OSTEOPOROSE

Manche Umstände und Lebensgewohnheiten erhöhen das Osteoporoserisiko.

BETTLÄGERIGKEIT

Bettlägerige Patienten verlieren rapide an Knochenmasse, sodass solche Phasen nach Möglichkeit begrenzt sein sollten. Wer trotzdem für längere Zeit das Bett hüten muss, kann durch Krankengymnastik und einfache Übungen seine Knochenverlust gering halten.

KOFFEINKONSUM

Der tägliche Konsum großer Mengen Kaffee oder Tee kann ebenfalls Osteoporose begünstigen. Trinken Sie am besten nicht mehr als zwei bis vier Tassen am Tag. Achten Sie auch auf Koffein in Colagetränken und Fitness-Drinks.

KALZIUMARME ERNÄHRUNG

Ausreichendes Kalzium in der Nahrung ist unentbehrlich, um die Knochen gesund zu erhalten. Frauen über 40 benötigen pro Tag ca. 1,5 g, sofern sie keine Hormonersatztherapie durchführen. Der Tagesbedarf hormonell behandelter Frauen liegt mit 1g etwas niedriger, da die Knochen bereits durch das Östrogen gestärkt werden; ab 60 sinkt er auf 1,2 g Kalzium/Tag.

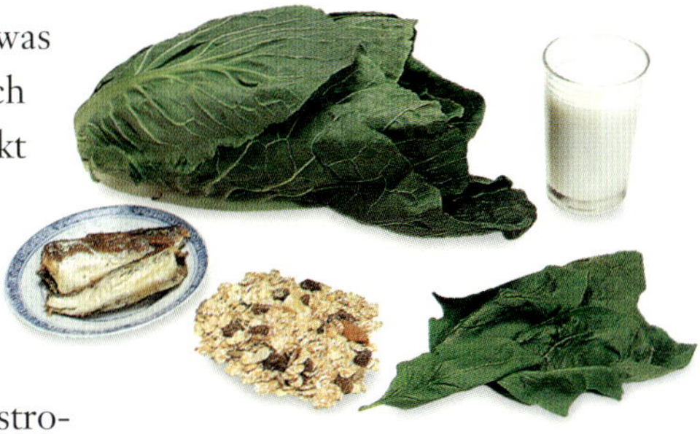

Gesunde Ernährung
Mit kalziumreicher Kost (Blattgemüse, Milchprodukte, Getreide, Ölsardinen) nehmen Sie automatisch mehr Kalzium auf.

Bekannte Amenorrhoe

Bei Amenorrhoe (d.h. Ausbleiben der monatlichen Blutung) reichen die Östrogenmengen im Körper nicht aus, den Menstruationszyklus auszulösen, und es kommt zu Östrogenmangel.

Bei der primären Amenorrhoe findet die erste Regelblutung, die normalerweise im Alter von 13 bis 15 Jahren einsetzt, oft erst Jahre später statt, nachfolgende Menstruationen können dann aber ganz normal verlaufen. Bei der sekundären Amenorrhoe tritt die erste Menstruation zwar im üblichen Alter auf, doch dann bleibt sie aus. Ursachen sind häufig Magersucht (Anorexia nervosa), die zu erheblichem Gewichtsverlust führt, sowie übermäßiges körperliches Training, weshalb z.B. junge Profi-Turnerinnen besonders betroffen sind.

Seit Neuestem kommt es bei der Behandlung der Endometriose (d.h. Vorkommen von Gebärmuttergewebe außerhalb der Gebärmutter) zu einer »künstlichen Menopause«, weil durch die Therapie zeitweilig kein Östrogen in den Eierstöcken gebildet wird, weshalb der Östrogenspiegel sinkt.

Schilddrüsenüberfunktion

Eine überaktive Schilddrüse erhöht den Grundumsatz und beschleunigt den normalen Knochenum- und -abbau, was zu Osteoporose führen kann. Hyperthyreose ist außerdem eine zusätzliche Belastung des Herzens, das schneller und kraftvoller schlagen muss.

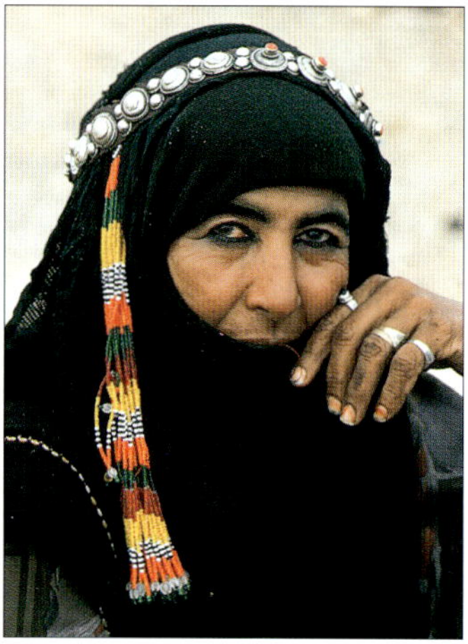

Zu wenig Vitamin D

Frauen, die den Großteil ihres Körpers mit dunkler Kleidung bedecken, haben ein erhöhtes Risiko für Vitamin-D-Mangel, da das Tageslicht ihre Haut nicht erreichen kann.

Sonnenlicht

Ältere Frauen halten sich oft im Haus auf und setzen ihre Haut kaum dem Sonnenlicht aus. In manchen Kulturen müssen Frauen zudem dunkle Kleidung tragen, sodass nur wenig Tageslicht auf die Haut gelangt. Sonnenlicht ist sehr wichtig, da es die Bildung von Vitamin D in der Haut anregt, ohne das wiederum kein Kalzium aus der Nahrung aufgenommen wird. Kalzium ist eine Voraussetzung für starke Knochen. Dafür sind täglich nur 10–30 Minuten Tageslicht erforderlich.

Schwangerschaft

Häufige Schwangerschaften senken das Osteoporoserisiko, da während jeder Schwangerschaft große Mengen Östrogen freisetzt werden. Frauen, die niemals schwanger waren, waren diesen Östrogenspitzen nie ausgesetzt. Zeitlebens hatten sie geringere Mengen dieses Hormons im Körper, was das Langzeitrisiko für Osteoporose erhöht.

Ethnische Herkunft

Dunkelhäutige Frauen erreichen eine um 10 % höhere Knochenmasse als hellhäutige Frauen. Daher entwickeln die Volksgruppen mit heller Hautfarbe leichter eine Osteoporose.

Kortikoidanwendung

Die tägliche Einnahme von mehr als 5 mg Kortikoiden über längere Zeit geht oft mit Osteoporose einher. Kortikoide werden meist bei schweren Krankheiten (Asthma, Autoimmunerkrankungen) verschrieben. Bei diesen Leiden ist der körpereigene Abwehrmechanismus gestört, Körpergewebe wird als fremdes Gewebe betrachtet, das bekämpft werden muss. Die kurzzeitige Kortikoidgabe (1–2 Wochen) geht nicht mit einem erhöhten Osteoporoserisiko einher, sofern sie nicht zu häufig erfolgt. Bei einer Kortikoid-Langzeittherapie sprechen Sie am besten mit Ihrem Arzt und diskutieren Sie mögliche Alternativen.

Herzkrankheiten

Ältere Frauen sind einem erhöhten Risiko für Herzleiden ausgesetzt, wenn sie an Diabetes mellitus, hohem Blutdruck oder zu hohen Cholesterinwerten leiden.

Diabetes mellitus

Diabetes greift die Blutgefäße an und erhöht die Gefahr, dass sie durch Fettablagerungen (Atherome) verengt werden. Dies kann zu einem Arterienverschluss durch Blutgerinnsel führen, der eine Koronarthrombose (Herzinfarkt) oder einen Schlaganfall auslöst. Im Gegensatz zu gesunden Frauen haben Diabetikerinnen nach der Menopause ein drei bis fünf Mal höheres Herzinfarktrisiko und ein doppelt so hohes Risiko für Schlaganfälle. Diese Risiken können durch eine zuverlässige Blutzuckereinstellung, Übergewichtsreduktion und eine Hormonersatztherapie vermindert werden.

Bluthochdruck

Hohe Blutdruckwerte hängen oft mit Herzinfarkten und Schlaganfällen zusammen. Der Durchschnittswert liegt bei 120/80 mm Quecksilbersäule (mmHg), steigt jedoch mit dem Alter, weshalb ein Wert von 140/90 mmHg bei älteren Frauen akzeptabel ist. Manchmal lässt sich eine therapierbare Ursache finden, in den meisten Fällen

Medikamentöse Osteoporoseprophylaxe

Knochenmasseverlust lässt sich auf verschiedene Weisen reduzieren: Außer der Hormonbehandlung gibt es noch Anabolika, Kalzitonin sowie Kalzium-Vitamin-D-Kombi-Präparate.

Anabolika

Deca-Durabolin (Organon)	Nandrolondecanoat 25 mg oder 50 mg pro Milliliter
Megagrisevit (Pharmacia & Upjohn)	Clostebolacetat 10 mg in 1,5 ml Injektionslösung oder 15 mg pro Tablette
Primobolan (Schering)	Metenolonacetat 100 mg/ml Injektionslösung oder 25 mg pro Tablette

Kalzitonin

z. B. Calcimonta (Byk Gulden/Byk Tosse), Calysnar (Rhône-Poulenc Rorer), Casalm (Pharmacia & Upjohn)	Kalzitozin 50 oder 100 IE/ml
Karil Nasenspray (Novartis)	Kalzitonin 100 IE pro Sprühstoß

Kalziumpräparate

z. B. Biolectra (Hermes), Calcitridin (Opfermann), Löscalcon (Lilly)	Calciumcarbonat 1250 mg (= 500 mg Kalzium) oder 2500 mg (= 1000 mg Kalzium) pro Brausetablette
Calcium Heumann (Heumann), Frubiase Brause (Boehringer Ingelheim)	Calciumcarbonat 1250 mg (= 500 mg Kalzium) pro Brausetablette
Calcimagon (Orion), calcium von ct (ct-Arzneimittel)	Calciumcarbonat 1250 mg (= 500 mg Kalzium) pro Kautablette
Calcipot (3M Medica)	Calciumcitrat 280 mg , Calciumhydrogenphosphat 80 mg pro Tablette
Calciretard (Köhler)	Calciumsalz der DL- und L-Aspartinsäure 350 mg pro Dragee
Calcitrat (Merckle)	Calciumcitrat 950 mg (= 200 mg Kalzium) pro Tablette
Calciumacetat-Nefro (Medica)	Calciumacetat 500 mg (= 126,7 mg Kalzium) oder 700 mg (= 177,4 mg Kalzium) pro Tablette

Medikamentöse Osteoporoseprophylaxe (Forts.)

KALZIUMPRÄPARATE (FORTS.)

Calciumcarbonat (Fresenius), CC-Nefro (Medice)	Calciumcarbonat 500 mg pro Tablette
Calcium Dago-Steiner (Steiner)	Calciumcarbonat 400 mg (= 160 mg Kalziumionen) pro 3 g Granulat
calcium dura (Merck dura)	Calciumcarbonat 1489,5 mg (= 600 mg Kalzium)
Calcium EAP (Köhler)	2-Aminoethyl-dihydrogenphosphat, Calciumsalz 350 mg pro Tablette
Calciumorotat (Ursapharm)	Calciumorotat 500 mg pro Tablette
Calcium Sandoz forte (Novartis Consumer Health)	Calciumlactogluconat 2,94 g, Calciumcarbonat 0,3 g (= 500 mg Kalziumionen) pro Brausetablette
Calcium Sandoz fortissimum (Novartis Consumer Health)	Calciumlactogluconat 4,954 g, Calciumcarbonat 0,9 g (= 1000 mg Kalziumionen) pro Brausetablette
Calcium Verla (Verla)	Calciumphosphat 250 mg, Calciumcitrat 200 mg (= 139,1 mg Kalziumionen) pro Tablette
Frubiase Calcium T (Boehringer Ingelheim)	Calciumgluconat 500 mg, Calciumlactat 350 mg pro Trinkampulle

KALZIUM-VITAMIN-D-KOMBI-PRÄPARATE

z. B. Calcigen (Opfermann), Calcimed D3 forte (Hermes), Calcium-D-Sandoz (Novartis Consumer Health)	Calciumcarbonat 1500 mg (= 600 mg Kalzium), 400 IE Vitamin D_3 pro Brausetablette
z. B. Calcilac KT (Jenapharm), Calcimagon-D 3 (Orion), IDEOS (Henning Berlin)	Calciumcarbonat 1250 mg (= 500 mg Kalzium), 400 IE Vitamin D_3 pro Kautablette
Calcium-dura Vit D3 (Merck dura)	Calciumphosphat 3,3 g (= 1,2 g Kalzium), 800 IE Vitamin D_3 pro Beutel
calcivitase (biosyn)	Calciumcitrat 150 mg, Calciumgluconat 150 mg, Glycerol-1-dihydrogenphosphat, Calciumsalz 50 mg, Calciumsilikat 10 mg, 300 IE Vitamin D_3 pro Tablette
Frubiase Calcium forte (Boehringer Ingelheim)	Calciumgluconat 500 mg, Calciumlactat 350 mg, 500 IE Vitamin D_2 pro Trinkampulle

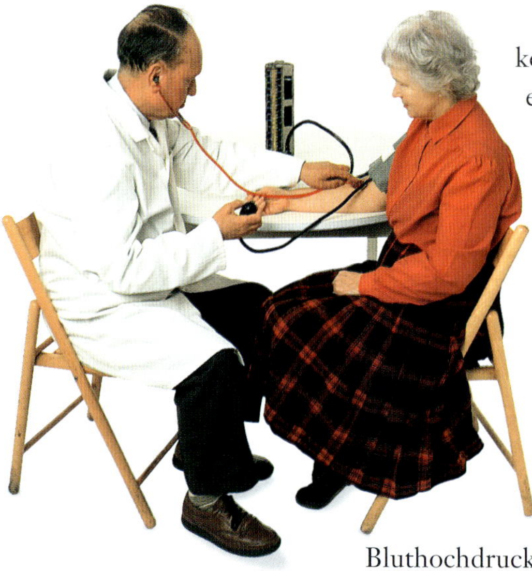

kommt Bluthochdruck aber ohne erkennbare Ursache in einer Familie vor. Übergewichtige Menschen können durch Gewichtsabnahme den Blutdruck eventuell normalisieren.

War Ihr Blutdruck bei drei aufeinander folgenden Messungen zu hoch, müssen Sie sich u. U. medikamentös behandeln lassen, um ihn zu senken. Viele Menschen stört die tägliche Tabletteneinnahme, da sie sich ansonsten wohl fühlen. Bluthochdruck allein verursacht keine Symptome. Bedenken Sie, dass es sich hier um Vorbeugungsmaßnahmen handelt – eine Herzkrankheit lässt sich im Vorfeld leichter aufhalten, als im Nachhinein ein Herzinfarkt zu behandeln ist.

Blutdruck
Lassen Sie regelmäßig den Blutdruck kontrollieren, da Bluthochdruck zu Herzinfarkt und Schlaganfall führen kann.

Erhöhte Cholesterinwerte

Cholesterinspiegel unter 5,2 Millimol pro Liter (mmol/l) bzw. 200 Milligramm pro Deziliter (mg/dl) stellen kaum ein Risiko für Herzkrankheiten dar, Werte über 6,5 mmol/l bzw. über 250 mg/dl schon. Die Werte sollten bei 5,6 mmol/l bzw. 216 mg/dl liegen. Bei Männern besteht ein nachgewiesener Zusammenhang zwischen erhöhtem Cholesterinwert und Herzkrankheiten, während er bei Frauen unklar ist, da ihr Risiko mit zunehmendem Alter abnimmt. Risikofaktoren wie Übergewicht und Rauchen spielen ebenfalls eine Rolle. Generell weist einiges darauf hin, dass Herzkrankheiten seltener auftreten, wenn der Cholesterinspiegel sinkt. Ernährungsumstellung ist oft die Methode der Wahl. Hohe Cholesterinwerte lassen sich zwar mit Medikamenten behandeln, hierbei treten jedoch häufig Nebenwirkungen auf. Lassen Sie sich unbedingt regelmäßig untersuchen.

Sonderfälle

Arthritis

Es gibt immer mehr Hinweise darauf, dass eine Hormonersatztherapie die Auswirkungen einer Arthritis durch Verdichtung der Knochenmasse lindern kann. Dies trifft sowohl für Gelenkentzündungen als auch für die rheumatoide Arthritis zu. Obwohl eine Hormonersatztherapie den Krankheitsprozess nicht umkehren kann, kann sie konventionelle Therapien nutzvoll ergänzen.

Alzheimer-Krankheit

Neuere Studien konnten belegen, dass die Langzeiteinnahme von Östrogenen nicht nur das Risiko senkt, die Alzheimer-Krankheit zu entwickeln, sondern auch die Schwere des Krankheitsbildes reduziert.

Rauchen

Rauchen ist ein Risikofaktor für Herzkrankheiten und Osteoporose. 1990 starben in Deutschland über 16000 Frauen an Krankheiten, die direkt mit dem Rauchen zusammenhängen. Rauchen verursacht Lungenkrebs sowie Gebärmutter- und Harnblasenkrebs; zudem beeinflusst es die Metabolisierung der Östrogene im weiblichen Körper, so dass diese schneller abgebaut werden. Bei rauchenden Frauen tritt die Menopause ein bis zwei Jahre früher ein als bei Nichtraucherinnen, sie haben also ein höheres Risiko für einen Östrogenmangel. Obwohl Nichtraucherkampagnen in der Gesamtbevölkerung recht

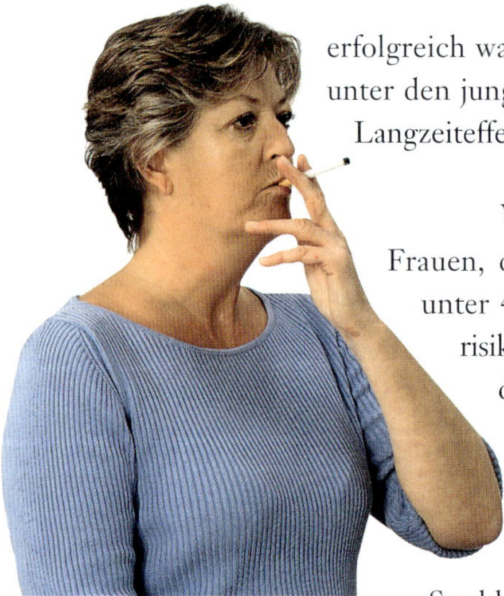

MACHT RAUCHEN ÄLTER? *Rauchen beeinflusst den Östrogenstoffwechsel im Körper, wodurch die Menopause bei starken Raucherinnen ein oder zwei Jahre früher eintritt als bei Nichtraucherinnen.*

erfolgreich waren, steigt der Anteil der Raucherinnen unter den jungen Frauen an, und diese sind durch die Langzeiteffekte am stärksten gefährdet.

VORZEITIGE MENOPAUSE

Frauen, deren Menopause sehr früh – im Alter unter 45 Jahren – eintritt, werden als »Hochrisikogruppe« für Östrogenmangel betrachtet, da sie besonders empfänglich für Osteoporose und Herzkrankheiten sind. Eine vorzeitige Menopause entsteht, wenn die Eierstöcke ihre Tätigkeit einstellen, was zum Teil genetisch bedingt ist. Eine Strahlen- oder Chemotherapie, wie sie etwa bei der Leukämie erforderlich ist, kann ebenfalls zum »Versagen« der Eierstöcke führen. Die Diagnose erfolgt auf Grund typischer Wechseljahresbeschwerden und wird durch eine einfache Untersuchung der Bluthormonspiegel bestätigt.

Einem Östrogenmangel sollte so früh wie möglich vorgebeugt werden. Frauen, die eine Hormonersatztherapie wünschen, wird empfohlen, die Behandlung über das Alter von 50 Jahren hinaus fortzuführen.

ENTFERNUNG DER GEBÄRMUTTER

Die operative Entfernung der Gebärmutter und beider Eierstöcke leitet unmittelbar eine Menopause ein, die mit Östrogenersatz und anderen Maßnahmen behandelt werden kann. Nachweislich entwickeln Frauen mit einer derartigen »chirurgischen Menopause« wesentlich gravierendere Wechseljahresbeschwerden als solche, bei denen diese Wechseljahre »ganz natürlich« eintraten. Möglicherweise liegt dies daran, dass sich der Körper nicht allmählich an die Hormonschwankungen anpassen konnte. Bei den meisten Operationen wird nur die Gebärmutter entfernt, doch selbst das kann zu einem vorzeitigen Einsetzen der Wechseljahre führen, d.h. etwa vier oder mehr Jahre vor Beginn der natürlichen Menopause.

Sofern keine unregelmäßigen Blutungen bzw. andere Veränderungen des Menstruationszyklus auftreten, kann man den Beginn der Menopause nicht eindeutig diagnostizieren. Allerdings sind Hitzewallungen und andere Symptome zuverlässige Hinweise.

AMENORRHOE

Bei Frauen, die übermäßig körperlich trainieren oder magersüchtig sind, was zum Absinken des Östrogenspiegels führt, kann die Monatsblutung ausbleiben. Viele Ärzte erwägen, dieser Personengruppe eine Hormonersatztherapie zu verschreiben, um sie vor den Langzeiteffekten des Östrogenmangels zu schützen.

WICHTIGES AUF EINEN BLICK

- Frauen mit hohem Risiko für Herzinfarkt, Schlaganfall, Osteoporose (evtl. auch Alzheimer-Krankheit) ziehen den größten Nutzen aus dem Langzeitschutz einer Hormonersatztherapie speziell gegen diese Krankheiten.
- Eine Hormonersatztherapie ist vor allem für solche Frauen geeignet, deren Monatsblutungen auf Grund einer früheren Menopause, Gebärmutterentfernung oder Krankheit bereits viel früher als bei einer »normalen« Menopause aufhören.

Nebenwirkungen

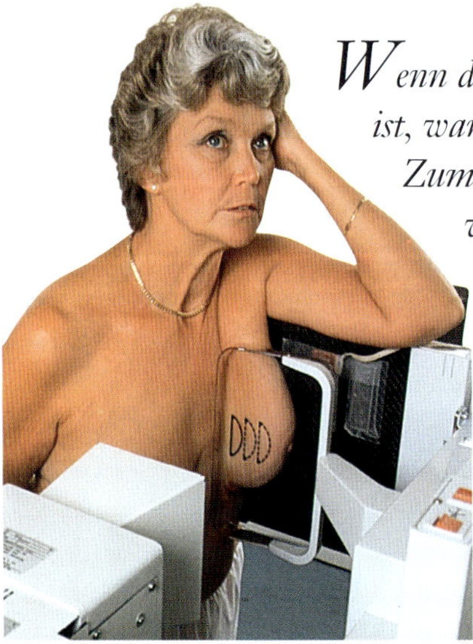

Wenn die Hormonersatztherapie so erfolgreich ist, warum macht sie dann nicht jede Frau? Zum einen braucht sie nicht jede, zweitens will sie nicht jede, drittens verträgt sie nicht jede, und viertens haben viele Angst vor Nebenwirkungen.

Brustkrebs
Frauen mit hohem Brustkrebsrisiko werden sich vielleicht gegen eine Hormonersatztherapie entscheiden, da aus manchen Studien hervorgeht, dass einige Krebserkrankungen durch diese Therapie gefördert werden.

Zunächst sollte man sich unbedingt über alle Fakten informieren, bevor eine Entscheidung getroffen wird. Frauenzeitschriften berichten oft sehr viel über Hormontherapien, stellen aber leider nicht immer alles richtig dar. Bei einer Befragung meinten über 50 % der interviewten Frauen, dass diese Therapie die Risiken für Herzinfarkt, Schlaganfall, Brustkrebs und Krebs ganz allgemein erhöhe. Weiterhin brachen viele Frauen, die eine Hormonersatztherapie begonnen hatten, diese innerhalb der ersten drei Monaten auf Grund von Nebenwirkungen ab – zurückkehrende »Monatsblutungen«, Ödeme, Gewichtszunahme, Übelkeit, Brustspannen und Kopfschmerzen.

Was viele Zeitschriften nicht erwähnen, sind die Vorteile der Hormonersatztherapie – Wechseljahresbeschwerden verschwinden, die Risiken für Knochenbrüche, Herzinfarkt und Schlaganfall nehmen ab. Obwohl Krebs gelegentlich auftreten kann, sollte man das Risiko nüchtern abschätzen. Viele Nebenwirkungen verschwin-

Risikofaktoren für Brustkrebs

Einige Faktoren erhöhen das Brustkrebsrisiko. Bei der Entscheidung müssen letztlich individueller Gesamtnutzen gegen potenzielle Risiken abgewogen werden.

- Frühe erste Regelblutung
- Familienanamnese
- Späte Geburt des ersten Kindes
- Späte Menopause
- Hoher Body-Mass-Index (BMI): Körpergewicht (kg)/[Körpergröße (m)]²

den ebenfalls im Laufe der ersten Behandlungsmonate – entweder von selbst oder nachdem man die Dosis verändert bzw. das Hormonpräparat gewechselt hat.

Wichtig sind auch realistische Erwartungen: Bleibt die Therapie wirkungslos, so ist vielleicht die Hormondosis zu niedrig – vielleicht ist aber auch Hormonmangel nicht der Grund für die Beschwerden.

Alle diese Probleme müssen vor Therapiebeginn angesprochen werden, damit die Behandlung auch garantiert nicht aus falschen Gründen abgebrochen wird.

GEBÄRMUTTERKREBS

Frühere Formen der Hormonersatztherapie wurden mit einem vierfach erhöhten Risiko für Endometriumkrebs in Verbindung gebracht. Die Östrogenersatztherapie verdickte die Gebärmutterschleimhaut, die später entarten konnte. Obwohl die Überlebenschancen bei dieser speziellen Krebsart sehr hoch lagen (99 % in fünf Jahren), stieg das Risiko der Krebsentstehung mit jedem Jahr, in dem Östrogen eingenommen wurde. Der Durchbruch gelang, als die Wissenschaft herausfand, dass zyklisch verabreichte Gestagene den Östrogenen entgegenwirken: Diese Ergänzung löste sozusagen eine »Monatsblutung« aus, in deren Verlauf die Gebärmutterschleimhaut sowie eventuell vorhandene Krebszellen abgestoßen wurden. Weitere Untersuchungen zeigten, dass eine zeitlich und dosismäßig genau abgestimmte Gestagenbehandlung das Risiko solcher Frauen für Endometriumkrebs senkte, bei denen keine Hormonersatztherapie durchgeführt wurde.

BRUSTKREBS

Unklar ist immer noch, inwieweit Hormontherapien das Brustkrebsrisiko erhöhen. Untersuchungen lassen vermuten, dass eine fünfjährige Therapie wenig Risiken birgt, während bei einer über 10-jährigen Therapie ein leichtes Risiko vorhanden sein kann.

Dieses mögliche Risiko sollte man aber vor dem Hintergrund sehen, dass man auch ohne Hormonersatztherapie mit einer Wahrscheinlichkeit von 1:12 an Brustkrebs erkrankt bzw. mit einer Wahrscheinlichkeit von 1:4 einen Herzinfarkt erleidet. Frauen brechen sich mit einer Wahrscheinlichkeit von 1:6 die Hüfte – was der Summe der Risiken entspricht, ohne Hormonersatztherapie Brust-, Gebärmutter- und Eierstockkrebs zu bekommen.

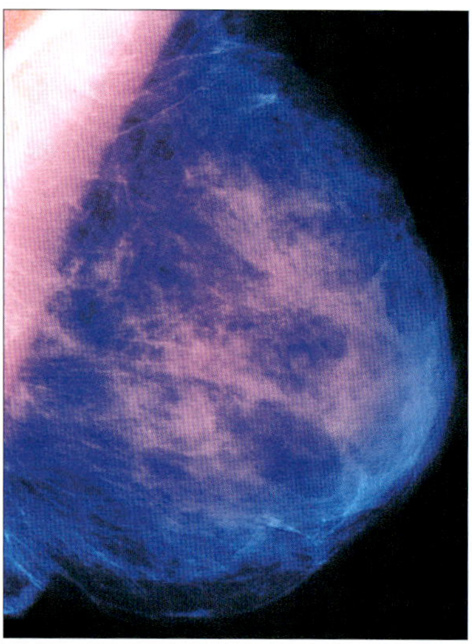

MAMMOGRAMM
Mammographien werden durchgeführt, um Veränderungen in der Brust festzustellen. Dieses Röntgenbild zeigt die normale Brust einer Frau in den Wechseljahren.

Andere Faktoren wie Familienanamnese und gutartige Brustgeschwulste wirken sich u. U. auch auf das Brustkrebsrisiko aus, obwohl sie keine Gegenanzeigen für eine Hormonersatztherapie sind. Die aktuelle medizinische Forschung vermutet eine genetische Veranlagung für Brustkrebs. Wenn Fälle von Brustkrebs aus der Blutsverwandtschaft bekannt sind, kann man automatisch mit einem erhöhten Brustkrebsrisiko rechnen.

Interessanterweise überleben Frauen, die während einer Hormonersatztherapie an Brustkrebs erkranken, diese Erkrankung mit einer höheren Wahrscheinlichkeit als untherapierte Frauen. Vielleicht hängt dies mit Unterschieden der einzelnen Krebstypen zusammen, die sich entwickeln können, oder mit einer besseren Erkennung der Frühstadien, deren Wachstum normalerweise stagniert. Hier kann nur die Zukunft neue Antworten bringen.

Generell sollten Sie genau über sich Bescheid wissen, denn je mehr Risikofaktoren auf Sie zutreffen, um so wahrscheinlicher ist eine Krebserkrankung. Bei hohem Brustkrebsrisiko und niedrigem Risiko für Herzleiden und Osteoporose wird man sich vielleicht gegen eine Hormonersatztherapie entscheiden; schwere Wechseljahresbeschwerden lassen sich evtl. durch eine Hormontherapie über ein paar Jahre beheben. Die Entscheidung hängt letztlich nur von den individuellen Gegebenheiten ab.

BEKANNTE BRUSTKREBSERKRANKUNG

Immer häufiger bietet man Frauen, die auf Grund von Brustkrebs behandelt wurden, eine Hormonersatztherapie an. Die Entscheidung für einen Therapiebeginn hängt vom jeweiligen Nutzen der Behandlung ab, dennoch erscheint die Hormonbehandlung gerade bei gravierenden Symptomen eines Östrogenmangels sinnvoll. Offenbar gibt es hier keine Wechselwirkungen mit Tamoxifen, einem Medikament zur Behandlung von Brustkrebs, das Östrogen-ähnliche Eigenschaften besitzt.

EIERSTOCK- UND GEBÄRMUTTERHALSKREBS

Beide Krebsarten treten öfter als Endometriumkrebs auf, Hinweise auf einen Einfluss der Hormontherapie gibt es aber nicht. Selbst wenn eine der beiden Krebsformen vorliegt, spricht das nicht gegen diese Therapie.

VENENTHROMBOSE

Moderne Techniken erlauben es, Venenthrombosen (Blutgerinnsel in den Venen) häufiger und exakter zu bestimmen. Jahrelang glaubte man, die Hormonersatztherapie berge nur sehr geringe oder gar keine Risiken für Venenthrombosen in sich. Neuere Untersuchungen zeigen, dass Venenthrombosen bei Hormontherapiepatientinnen eher auftreten als bei unbehandelten Frauen; dies traf aber nur zu, wenn aus der Familienanamnese Thrombosen bekannt und die Frauen übergewichtig oder in der Bewegung eingeschränkt waren oder stark unter Krampfadern litten. Das Risiko ist offenbar zu Therapiebeginn bei Frauen höher.

ABBRUCHBLUTUNGEN

Sofern Ihre Gebärmutter nicht entfernt wurde, werden Sie wohl jeden Monat für einige Zeit mit Gestagenen (in Tablettenform oder als Pflaster) behandelt. Bei regelmäßiger Einnahme wird meistens gegen deren Ende eine Abbruchblutung (die durch den »Abbruch« der Gestagenzufuhr ausgelöst wird) auftreten, die einer Monatsblutung ähnelt. Notieren Sie sich den Zeitpunkt von Gestageneinnahme und Abbruchblutung. Falls es bereits während der Einnahme zur Blutung kommt oder zu anderen Zeitpunkten Zwischenblutungen auftreten, sollten Sie das dem Arzt mitteilen.

Manchmal reicht es, die Gestagendosis zu verändern, möglicherweise muss Ihr Arzt auch prüfen, ob das Gestagen Sie ausreichend vor Gebärmutterkrebs schützt. Bislang geschah dies grundsätzlich mit Dilatation und Kürettage, wobei Proben aus der Gebärmutterschleimhaut entnommen und im Labor untersucht wurden. Dazu ist eine kleinere Operation unter Vollnarkose in einer Klinik erforderlich.

Viele Kliniken bevorzugen eine Gebärmutterspiegelung, die unter Kurznarkose erfolgen kann. Dabei wird eine schmale Hohlsonde mit einer Kamera am Ende durch den Gebärmutterhals eingeführt, sodass sich der Arzt die Gebärmutterschleimhaut direkt betrachten und – sofern erforderlich – eine kleine Gewebeprobe entnehmen kann. Hinterher können krampfartige Schmerzen auftreten, die meist schnell vergehen. Die Patientin braucht nur 2–3 Stunden in der Klinik zu bleiben.

Nebenwirkungen von Östrogen und Gestagen

Östrogen und Gestagen verursachen eine Reihe von Nebenwirkungen, von denen die häufigsten nachfolgend aufgelistet sind.

Östrogen

- Schwellungsgefühl
- Brustspannen
- Übelkeit
- Erbrechen

Gestagen

- Brustbeschwerden
- Depression
- Übelkeit
- Reizbarkeit
- Wassereinlagerungen
- Kopfschmerzen

WEITERE NEBENWIRKUNGEN

NEBENWIRKUNGEN DER ÖSTROGENE

Schwellungsgefühl, Brustspannen, Übelkeit und Erbrechen sind Symptome, die durch den Östrogenspiegel verursacht werden und zu Beginn der Behandlung häufig sind. Wenn die Beschwerden nach den ersten zwei oder drei Monaten nicht abgeklungen sind, muss die Östrogendosis u. U. reduziert werden. Die Symptome treten bevorzugt bei Frauen auf, die während der normalen Menstruationszyklen mit einer Hormonersatztherapie beginnen und deren Eierstöcke normale Hormonmengen bilden. Auf Grund der Wechselwirkung zwischen Hormonersatztherapie und körpereigenen Hormonen leiden Frauen, die vor dem Ende ihrer normalen Regelblutungen mit der Therapie begonnen haben, häufiger unter Zwischenblutungen als Frauen in der Postmenopause.

NEBENWIRKUNGEN DER GESTAGENE

»Prämenstruelle« Symptome betreffen fast 20% der Frauen, die ohne Unterbrechung Östrogen sowie periodisch Gestagen einnehmen. Brustbeschwerden, Depression, Übelkeit, Reizbarkeit, Ödeme und Kopfschmerzen hängen deutlich mit der Gestageneinnahme zusammen. Die Symptome klingen u. U. nach Dosisänderung oder Wechsel des Gestagens ab, oft helfen auch Kombinationspflaster. Bei besonders schweren Symptomen sollten die Gestagene nur alle drei Monate eingenommen werden. Zwar kann man sie auch über einen kürzeren Zeitraum einnehmen, eine Verkürzung auf weniger als zehn Tage mindert u. U. aber den Schutz vor Gebärmutterkrebs und löst Zwischenblutungen aus. Der Wech-

Untersuchung verdächtiger Blutungen

Blutungen zwischen den normalen Monatsblutungen oder nach der Menopause können auf eine andere Krankheit hinweisen und sollten wie nachfolgend beschrieben untersucht werden.

UNTERSUCHUNGSMETHODEN UND -TECHNIKEN	BETÄUBUNG
• Endometriumbiopsie (Entnahme einer Probe der Gebärmutterschleimhaut mit einer Hohlsonde)	Ja
• Transvaginale Sonographie (ähnlich einer Ultraschalluntersuchung in der Schwangerschaft; der Schallkopf wird hier in die Scheide eingeführt, um Gebärmutter und Eierstöcke besser beurteilen zu können)	Nein
• Gebärmutterspiegelung (Einführen einer Kamera in die Gebärmutter, um die Schleimhaut direkt zu betrachten und möglicherweise eine Probe zu entnehmen)	Ja
• Dilatation und Kürettage (chirurgischer Eingriff, bei dem Teile der Gebärmutterschleimhaut zur Krebsdiagnose entnommen werden)	Ja

sel zu einer kontinuierlichen Kombinationstherapie verstärkt die Symptome mitunter ebenfalls, da die Gestagendosis trotz täglicher Einnahme niedriger ist als bei periodischer Einnahme.

ZWISCHENBLUTUNGEN

Wenn im Rahmen einer Hormonersatztherapie die Gestagengabe nicht auf die körpereigene Hormonbildung abgestimmt ist, kann es zu Zwischenblutungen kommen, insbesondere bei Therapiebeginn vor der Menopause.

GEWICHTSZUNAHME

Obwohl viele Frauen befürchten, bei einer Hormonersatztherapie zuzunehmen, haben Studien gezeigt, dass behandelte Frauen seltener zunehmen als unbehandelte. Manche Frauen reagieren vor allem bei Überdosierung empfindlich auf oral verabreichtes Östrogen, das bei ihnen Ödeme und Gewichtszunahme bewirkt.

KOPFSCHMERZEN

Schwankende Hormonspiegel können Migräne und Kopfschmerzen auslösen. Solche Schwankungen treten häufig bei oralen Hormonersatztherapien auf, vor allem wenn Sie die Hormone aus irgend einem Grund nicht gut aufnehmen können. Das Problem kann durch die Umstellung auf Pflaster, Gele oder Implantate gelöst werden.

VORBEHALTE

Eine Hormonersatztherapie ist nicht für jeden geeignet. Möglicherweise empfiehlt man Frauen, die unter bestimmten Krankheiten leiden, andere Therapieformen.

BRUSTKREBS

Wie bereits erwähnt, sind bekannte Fälle von Brustkrebs in der eigenen Familie ein Grund, keine Hormontherapie durchzuführen. Die Belastung durch die Beschwerden der Wechseljahre sowie erhöhte Risiken für Herzkrankheiten und Osteoporose veranlassen einige Frauen jedoch, trotzdem eine Hormonersatztherapie durchzuführen, da für sie der Nutzen überwiegt. Derzeit laufen aufwendige Untersuchungen, um den Zusammenhang zwischen Hormonersatztherapien und Brustkrebs aufzuklären.

GEBÄRMUTTERKREBS

Nur wenig spricht dagegen, dass Frauen, die gegen Gebärmutterkrebs behandelt wurden, eine Hormonersatztherapie durchführen. Theoretisch können jedoch

Inseln von Krebszellen zurückgeblieben sein, die dann durch die Östrogentherapie stimuliert werden. Solange keine neueren Erkenntnisse bekannt und die Wechseljahresbeschwerden nicht gravierend sind, sollten sich diese Frauen deshalb nicht hormonell behandeln lassen.

LEBERERKRANKUNGEN

Frauen mit mittelschweren Leberleiden können eine Hormonersatztherapie anwenden, sofern die Leber normal arbeitet. Bevor Östrogene ins Blut gelangen, müssen sie die Leber passieren, wohin sie zurückkehren, abgebaut und über den Urin ausgeschieden werden. Wenn eine Östrogentherapie durchgeführt werden muss, sollte man keine Tabletten nehmen, sondern Pflaster, Gele oder ähnliches, da das Östrogen so direkt ins Blut gelangt, ohne durch die Leber zu wandern.

Reduktion von Nebenwirkungen

Nebenwirkungen lassen sich auf die verschiedenste Weise reduzieren. Sollten diese Selbsthilfemaßnahmen nicht wirken, kann Ihnen Ihr Arzt immer noch eine Alternative verschreiben.

- Reduzieren Sie die Hormondosis – Sie sollten aber weiterhin eine Mindestmenge an Gestagen einnehmen, um Ihr Endometrium zu schützen, und eine ausreichende Östrogenmenge, um die Beschwerden zu bekämpfen.
- Wechseln Sie die Darreichungsform, z. B. Pflaster statt Tabletten.
- Geben Sie nicht zu früh auf – Ihr Körper braucht mindestens drei Monate Zeit, sich an die Veränderungen anzupassen.
- Haben Sie realistische Erwartungen.

SCHWANGERSCHAFT

Da eine Schwangerschaft die häufigste Ursache für das Ausbleiben der Monatsblutungen ist, sollte sie vor dem Beginn einer Hormonersatztherapie unbedingt ausgeschlossen werden.

UNKLARE VAGINALBLUTUNG

Eine Hormontherapie sollte erst begonnen werden, wenn man die Ursache aller außergewöhnlichen Blutungen gefunden hat. Meistens gibt es hierfür eine einfache Erklärung, so dass man guten Gewissens mit der Therapie beginnen kann.

EINSCHRÄNKUNGEN

Bei manchen Krankheitsbildern (z. B. Endometriose, Myome) muss genau überlegt werden, ob eine Hormonersatztherapie Sinn macht. Mögliche Sicherheitsrisiken wird Ihnen Ihr Arzt sicherlich gerne erklären.

OTOSKLEROSE

Diese wahrscheinlich vererbbare Krankheit beeinträchtigt auf Grund einer Verhärtung des Innenohrs das Hörvermögen. Bei manchen Frauen mit Otosklerose haben sich die Symptome während einer Östrogengabe irreversibel verschlechtert.

MYOME

Da Myome (gutartige Geschwulste in der Gebärmutterwand) auf Östrogene ansprechen, verkleinern sie sich auf Grund sinkender Östrogenspiegel nach der Menopause; durch eine Östrogentherapie werden sie u. U. allerdings wieder größer. Letztendlich können sie Symptome wie starke oder unregelmäßige Blutungen bzw. Druckgefühl

ENDOMETRIOSE

Abgelöstes Endometriumgewebe gelangt aus der Gebärmutter über die Eileiter in die Bauchhöhle, wo es u. U. mit anderen inneren Organen verwächst.

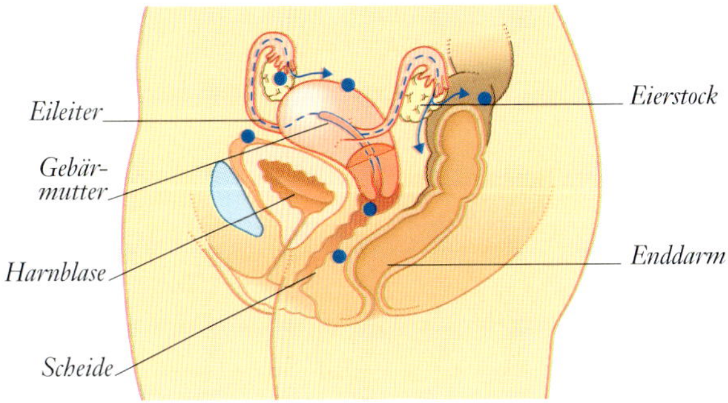

auslösen. Myome sind sehr weit verbreitet und werden oft im Rahmen von Voruntersuchungen einer Hormontherapie entdeckt. Jegliche Größenveränderung lässt sich bei jährlichen Folgeunteruntersuchungen feststellen, sie kann aber auch jederzeit durch Ultraschall kontrolliert werden.

Sofern die Hormonersatztherapie nicht eingestellt werden soll, muss bei großen, symptomatischen Myomen normalerweise die Gebärmutter entfernt werden. Anschließend kann die Hormonersatztherapie ohne zusätzliche Gestagene fortgeführt werden.

ENDOMETRIOSE

Östrogene begünstigen die Entstehung einer Endometriose (ein Krankheitsbild, bei dem Gebärmutterschleimhaut im umgebenden Gewebe gefunden wird). Daher wird diese Krankheit nach der Menopause häufiger. Durch eine Hormontherapie kann es sogar noch viele Jahre nach der Menopause zu einem Rückfall kommen. Da Endometriosen stets sehr variabel ausfallen, gibt es hier keine Faustregel, wann und ob eine hormonelle Behandlung sinnvoll ist; dies hängt u.a. von der Schwere der menopausalen Beschwerden ab. Bei ersten Anzeichen einer Endometriose sollte man die Therapie beenden.

GUTARTIGE KNOTEN IN DER BRUST

Bei diesem Krankheitsbild besteht oft ein leicht erhöhtes Risiko für Brustkrebs, sofern dieser bereits vor Therapiebeginn diagnostiziert wurde und die Östrogentherapie länger als zehn Jahre dauert. Die Entstehung gutartiger Brusterkrankungen wird durch eine Hormonersatztherapie offenbar nicht weiter gefördert.

POTENZIELLE KANDIDATINNEN

Nur wenige Menschen kommen auf Grund eines der vorgenannten Krankheitsbilder nicht für eine Hormonersatztherapie in Betracht. Auf Grund von Fehlinformationen bleibt sie aber leider vielen Frauen, die von ihr profitieren könnten, vorenthalten.

HERZERKRANKUNGEN

Herzleiden sind wie Bluthochdruck, Rauchen oder ein zurückliegender Herzinfarkt gute Gründe, eine Hormonersatztherapie durchzuführen.

THROMBOSE

Frauen, bei denen in der Vergangenheit bereits eine Thrombose auftrat, wird nur dann von einer Hormontherapie abgeraten, wenn tatsächlich ein dauerhaft erhöhtes Thromboserisiko besteht. Dies ist bei einigen seltenen Krankheiten der Fall, wie Antithrombin-III-Mangel, bei dem den Patienten bestimmte Proteine fehlen, die an der Blutgerinnung beteiligt sind. Generell sollten Frauen, die bereits eine Thrombose erlebt haben, die Hormonersatztherapie nicht mit Tabletten durchführen. Vor langen Reisen mit Auto, Zug oder Flugzeug sollte diese Risikogruppe eine halbe Tablette Aspirin (Acetylsalicylsäure) einnehmen, da die Thrombosegefahr auf diese Weise sinkt.

FRAUEN VOR EINER OPERATION

Da bei der Hormontherapie ein Östrogenspiegel erzeugt wird, der denen des normalen Menstruationszyklus entsprechen, gibt es keinen Grund, die Therapie vor einer Operation zu unterbrechen; möglicherweise werden Ihnen aber während der Operation gerinnungshemmende Medikamente verabreicht.

Im Gegensatz dazu muss die orale kontrazeptive Pille vier Wochen vor einer Operation abgesetzt werden, da sie unnatürlich hohe Östrogenspiegel erzeugt, die das Thromboserisiko erhöhen.

NUTZEN GEGEN RISIKEN

In diesem Buch wurden viele Möglichkeiten, die Beschwerden ohne Medikamente zu behandeln, sowie Vor- und Nachteile einer Hormonersatztherapie erläutert. Zwar gibt es viele Medikamente, die keine Hormone sind, die jedoch alle nicht so wirksam wie die Hormonersatztherapie waren. Nun sollte nicht jede Frau in den Wechseljahren Hormone einnehmen – viele benötigen überhaupt keine Behandlung. Wer aber eine solche Behandlung durchführen möchte, muss die erwünschten Wirkungen bzgl. Osteoporose und Herzkrankheiten gegen das erhöhte Krebsrisiko aufrechnen. Insgesamt senkt eine Hormonersatztherapie die Sterblichkeit der behandelten Patientinnen um mehr als 40 %.

Unabhängig von Tatsachen und Zahlen entscheiden nur Sie allein, ob eine Hormonersatztherapie sinnvoll ist. Stellen Sie Vor- und Nachteile einander gegenüber, und wenn der Nutzen überwiegt, führen Sie die Therapie durch.

EINE WOHL ÜBERLEGTE ENTSCHEIDUNG
Sammeln Sie so viele Informationen wie möglich, bevor Sie sich für oder gegen eine Hormonersatztherapie entscheiden. Die Entscheidung liegt aber immer letztlich bei Ihnen.

Sollten sich Für und Wider die Waage halten, dann lassen Sie sich von Spezialisten beraten, oder erkundigen Sie sich nach alternativen Möglichkeiten. Manche Frauen mit erhöhtem Brustkrebsrisiko entscheiden sich u.U. trotzdem für eine Hormonersatztherapie, wenn sie z.B. mit gleicher Wahrscheinlichkeit an Osteoporose erkranken oder starke Wechseljahresbeschwerden haben. Entscheidend ist die Information. Haben Sie keine Angst, Fragen zu stellen, und haken Sie nach, wenn Sie etwas nicht verstehen. Achten Sie darauf, wo und bei wem Sie sich informieren, da die Presse durch Fehlinformationen schon viel Verwirrung gestiftet hat. Wenden Sie sich in erster Linie an Ihren Arzt. Bei weiteren Unklarheiten lassen Sie sich an einen Spezialisten überweisen oder wenden Sie sich an einen der Fachverbände, die im Anhang genannt sind.

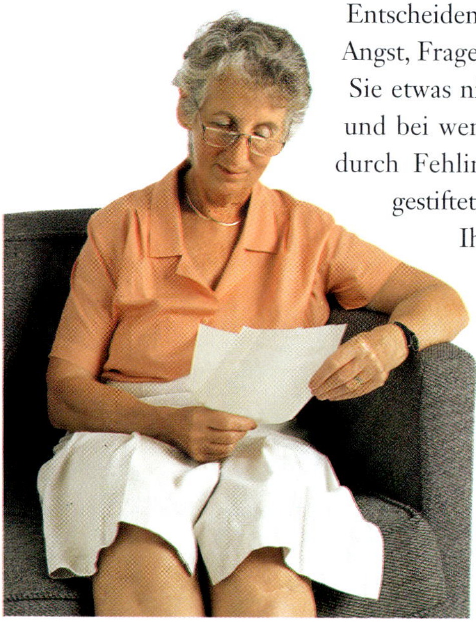

Sie können eine Hormontherapie grundsätzlich mehrere Monate lang ausprobieren um festzustellen, ob sie Ihnen zusagt. Führen Sie sie aber mindestens drei Monate lang durch, da Ihr Körper diese Zeit braucht, um sich an die hormonellen Veränderungen zu gewöhnen. Bedenken Sie auch, dass die Therapie unterschiedlich gestaltet werden kann: Wer mit Tabletten beginnt und nach einiger Zeit mit der regelmäßigen täglichen Einnahme Probleme hat, wechselt zum Pflaster. Nur durch mehrfaches Ausprobieren erfahren Sie letztlich, welche Behandlungsart für Sie die richtige ist. Möglicherweise müssen Sie auch die Dosierung ändern.

Versuchen Sie nicht durchzuhalten, wenn Ihnen die Therapie nicht gefällt. Es gibt zahlreiche Alternativen, doch nichts geht über gesunde Lebensführung, gute Ernährung und ausreichende Bewegung.

WICHTIGES AUF EINEN BLICK

- Nur wenige Frauen dürfen aus medizinischen Gründen nicht hormonell behandelt werden. Bei korrekt durchgeführter Therapie sind die Risiken zudem minimal.
- Es wird vermutet, dass länger als zehn Jahre dauernde Hormonersatztherapien die Gefahr von Brustkrebs erhöhen; hierfür fehlt allerdings der medizinische Beweis.
- Jede Frau muss für sich persönlich Vor- und Nachteile einer Therapie abwägen.

Häufige Fragen

Ich bin 46 Jahre alt und meine Monatsblutungen sind sehr unregelmäßig, weitere Beschwerden habe ich nicht. Fangen jetzt die Wechseljahre an?
Das erste Symptom ist typischerweise die von Ihnen beschriebene Veränderung des Menstruationszyklus. Nicht jede Frau leidet unter Hitzewallungen oder schlaflosen Nächten. Bei manchen Frauen hören die Regelblutungen ohne begleitende Symptome auf. Sprechen Sie doch einmal mit Ihrem Arzt über die Vor- und Nachteile einer Hormonersatztherapie. Auch wenn Sie keine solche Therapie zur Behandlung der Wechseljahresbeschwerden brauchen, sollten Sie den möglichen Schutz bedenken, den diese Therapie vor Osteoporose und Herzleiden bietet. Alternative Behandlungsverfahren, die die Wirbelsäule schützen, verwenden keine Hormone, z. B. Etidronat, das sehr wirksam ist und das Sie auf Rezept bekommen.

Meine Ärztin hat mir gezeigt, wie ich meine Brüste nach Knoten abtasten muss. Nun finde ich, dass sie sich ganz und gar knotig anfühlen. Woher weiß ich, ob ein Knoten Krebs ist?
Die Selbstuntersuchung der Brust ist der beste Weg, um Knoten oder andere ungewöhnliche Veränderungen zu bemerken. Es ist nichts Außergewöhnliches, wenn sich die Brust insgesamt knotig anfühlt, und auch nichts Schlimmes. Fragen Sie Ihre Ärztin, ob sie zunächst die Brust untersuchen kann, und versuchen Sie es dann selber, damit Sie ein Gefühl dafür entwickeln, was bei Ihnen normal ist. So werden Sie Veränderungen schneller bemerken. Zyklusabhängig verändert sich das Brustgewebe, sodass sich Ihre Brüste kurz vor der Monatsblutung viel knotiger anfühlen. Der beste Zeitpunkt zur Brustuntersuchung ist einmal im Monat, unmittelbar nach der Blutung. Sobald Sie etwas Beunruhigendes entdecken, suchen Sie Ihren Arzt auf. In den meisten Fällen hängen Brustbeschwerden nicht mit Krebs zusammen. Bei Krebsverdacht bietet rechtzeitige Früherkennung die besten Heilungschancen.

Meine Mutter wurde mit zunehmendem Alter immer kleiner, und man sagte ihr, dass ihre Wirbelsäule zusammensacke, weil die Knochen zu

dünn seien. Was kann ich tun, damit mir nicht dasselbe passiert?
Ihre Statur, das Ausmaß Ihrer Bewegung und Ihre Ernährungsweise geben einige Hinweise darauf, mit welcher Wahrscheinlichkeit Sie betroffen sind. Dünne Frauen, die sich nur wenig bewegen und Milchprodukte meiden, sind besonders gefährdet, vor allem wenn sie rauchen. Da Östrogen jedoch die Knochen schützt, stellt die Menopause den wichtigsten Risikofaktor dar. Die beste Vorbeugemaßnahme ist die, fehlende Östrogene im Rahmen einer Hormontherapie zu ersetzen. Zum Schutz der Knochen sollte die Therapie mindestens fünf Jahre lang durchgeführt werden, besser noch länger. Es gibt alternative nichthormonelle Behandlungsverfahren, z. B. Etidronat, das Sie auf Rezept bekommen.

Ich leide unter unerträglichen Hitzewallungen, da aber meine Mutter und meine Schwester an Brustkrebs erkrankt sind, habe ich Bedenken gegen eine Östrogeneinnahme. Gibt es noch andere Möglichkeiten?
Sie sollten Ihren Hausarzt aufsuchen und testen lassen, ob bei Ihnen eine genetische Veranlagung für Brust- und Eierstockkrebs vorliegt. Einfache Alltagstipps zur Erleichterung des Lebens bestehen darin, scharfe Speisen und heiße Getränke zu meiden sowie Unterwäsche und Kleidung aus Naturfaser zu tragen. Eine nichthormonelle Behandlung mit Clonidin, das auf Rezept erhältlich ist, kann manchen Frauen helfen. Neuere Untersuchungen haben gezeigt, dass eine Monotherapie mit Gestagenen ebenfalls Hitzewallungen lindern kann.

Mit 54 Jahre setzten meine Monatsblutungen aus, und ich hatte glücklicherweise kaum Wechseljahresbeschwerden. Nun bin ich 63 und würde gern mit einer Hormonersatztherapie beginnen, da sie vor Herzinfarkt und Knochenverdünnung schützt. Angeblich sollen dann meine Regelblutungen wieder einsetzen. Stimmt das?
Bei den meisten Hormonersatztherapien wird die tägliche Östrogeneinnahme mit Gestagenen kombiniert, die 10–14 Tage lang täglich eingenommen werden. Bei einer täglichen Einnahme beider Hormone treten keine Abbruchblutungen auf. Alternativ könnten Sie täglich eine Tablette Tibolon einnehmen, das östrogene und gestagene Eigenschaften vereint. Dies ist vor allem für Frauen wie Sie geeignet, die erst Jahre nach der Menopause eine Hormontherapie beginnen wollen.

Ich weiß nicht, ob ich mich bei meiner Entscheidung für eine Hormontherapie lieber von meiner Hausärztin oder von einem Spezialisten beraten lassen soll. Was kann ich von den beiden im Vorfeld einer solchen Therapie erwarten?

Zunächst sollten Sie Ihre Hausärztin um Rat fragen und sehen, was sie Ihnen anzubieten hat. Immer mehr Allgemeinärzte interessieren sich für diese Thematik und lassen sich entsprechend fortbilden. Lassen Sie sich aber ruhig an einen Spezialisten überweisen, eine zweite Meinung schadet nie.

Sie können zwar auch ohne Rücksprache zu einem Facharzt gehen, aber erstens sehen es die Krankenkassen lieber, wenn Überweisungen ausgestellt werden, und zweitens ist es gut, wenn Ihre Ärztin weiterhin Ihre gesamte Medikation kennt. Fachärzte informieren die überweisenden Ärzte generell per schriftlichem Befund darüber, welche Behandlung erforderlich ist. Sie können auch von sich aus zu einer Privatklinik gehen, obwohl auch hier die Möglichkeit einer Überweisung besteht.

Bei Ihrem ersten Besuch erhebt der Arzt eine vollständige medizinische Anamnese, die Ihre aktuellen und zurückliegenden Symptome, aber auch jegliche Medikamente oder früheren Behandlungen erfasst. Außerdem kann er Sie nach dem Gesundheitszustand Ihrer Familienmitglieder fragen. Der Arzt wird Blutdruck, Gewicht und Urin untersuchen, Ihre Brüste nach Knoten abtasten und eine innere Untersuchung vornehmen. Falls bei Ihnen schon länger kein Zervikalabstrich mehr angefertigt wurde, wird die Krebsvorsorge gleich miterledigt. Wenn Sie über 50 Jahre alt sind, wird er eventuell Ihre Brüste röntgen lassen, obwohl dies vor dem Beginn einer Hormonersatztherapie nicht unbedingt erforderlich ist.

Meistens möchte der Arzt wissen, wie es Ihnen nach dreimonatiger Therapie ergangen ist. Er wird Sie fragen, ob die Beschwerden nachgelassen haben oder mögliche Blutungen bzw. andere Nebenwirkungen aufgetreten sind. Vielleicht wird er noch einmal Ihren Blutdruck und Ihr Gewicht kontrollieren. Wenn alles in Ordnung ist und Sie mit Ihrer Therapieform zufrieden sind, brauchen Sie Ihren Arzt vermutlich erst sechs Monate später wieder aufzusuchen. Danach ist nur noch eine Vorstellung pro Jahr erforderlich, wobei die gleichen Untersuchungen gemacht werden. Bei auftauchenden Problemen oder Fragen sollten Sie lieber einen früheren Termin vereinbaren, als die Behandlung einfach abzubrechen.

Wichtige Adressen

Berufsverband der Frauenärzte e.V.
Pettenkoferstraße 35
80336 München
Tel.: 089/5328432
Adressen von Frauenärzten

Bundesselbsthilfeverband für Osteoporose e.V.
Kirchfeldstraße 149
40215 Düsseldorf
Tel.: 0211/319165
Fax.: 0211/332202
Informationsmaterial und Adressen vor Ort

Dachverband Frauengesundheitszentren in Deutschland e.V.
Goetheallee 9
37073 Göttingen
Tel.: 0551/487025
Fax.: 0551/487025
Informationsmaterial und Adressen vor Ort

Deutsche Gesellschaft für Ernährung e.V.
Im Vogelsang 40
60488 Frankfurt am Main
Tel.: 069/9768030
Fax.: 069/97680399
Informationsmaterial

Deutsche Krebshilfe e.V.
Thomas-Mann-Straße 40
53111 Bonn
Tel.: 0228/729900
Informationsmaterial

Journal für Menopause – Zeitschrift für Diagnostik, Therapie und prophylaktische Aspekte im Klimakterium
Offizielles Organ der Deutschen, Österreichischen und Schweizer Menopause-Gesellschaften
Krause & Pachernegg GmbH
Mozartgasse 10
A-3003 Gablitz
Tel.: 0043/2231/612580
Fax.: 0043/2231/6125810
für Patienten und Angehörige

Kuratorium Knochengesundheit e.V.
Leipziger Straße 6
74889 Sinsheim
Tel.: 07261/92170
Fax.: 07261/64659
Informationsmaterial

Pro Famila e.V. – Bundesverband
Stresemannallee 3
60596 Frankfurt am Main
Tel.: 069/639002
Fax.: 069/639852
Beratung bei Partnerkonflikten, Informationsmaterial

Register

Dank

DANK DES VERLAGS

Der Verlag Dorling Kindersley dankt folgenden Personen und Organisationen für ihre Mitarbeit an diesem Buch:

DTP-Design Jason Little;
Beratung Dr. Sue Davidson; **Register** Indexing Specialists, Hove;
Koordination Christopher Gordon.

Fotos: Paul Mattock (S. 24); Ian Parsons (S. 52, S. 65, S. 72).

Illustrationen
(S. 85) ©Richard Tibbitts; (S. 19, 20) ©Philip Wilson.

Bildrecherche Andy Sampson; **Bildarchiv** Charlotte Oster.

BILDNACHWEIS

Der Verlag Dorling Kindersley dankt den nachfolgend Genannten für die freundliche Erlaubnis zum Abdruck ihres Bildmaterials. Sollten trotz der intensiven Bemühungen, alle Rechteinhaber Korrekt zu ermitteln, Fehler unterlaufen sein, so bittet der Verlag, dieses zu entschuldigen. Selbstverständlich ist in der nächsten Ausgabe des Buches eine Ergänzung bzw. Korrektur des Bildnachweises möglich.

Robert Harding Picture Library S. 31 (Dennis Kunkel); **Kit Houghton** S. 33; **Panos Pictures** S. 66 (John Miles); **Science Photo Library** S. 7 (Mehau Kulyk), S. 61 (Prof. S. Motta), S. 63 (Dr. P. Marazzi), S. 74 (Chris Priest), S. 76 (King's College of Medicine); **Tony Stone Images** S. 17 (Donna Day), S. 13 (Eric Tucker); **Mike Wyndham** S. 16.